Margot Hellmiß

Natürlich gesund und fit mit
Knäckebrot

Raffiniert kalt belegt oder würzig überbacken, in Stücke
gebrochen als Müsli, zu cremigen Dips, fein zerbröselt im Pfannkuchenteig – die köstliche Vielfalt des knusprigen Brots

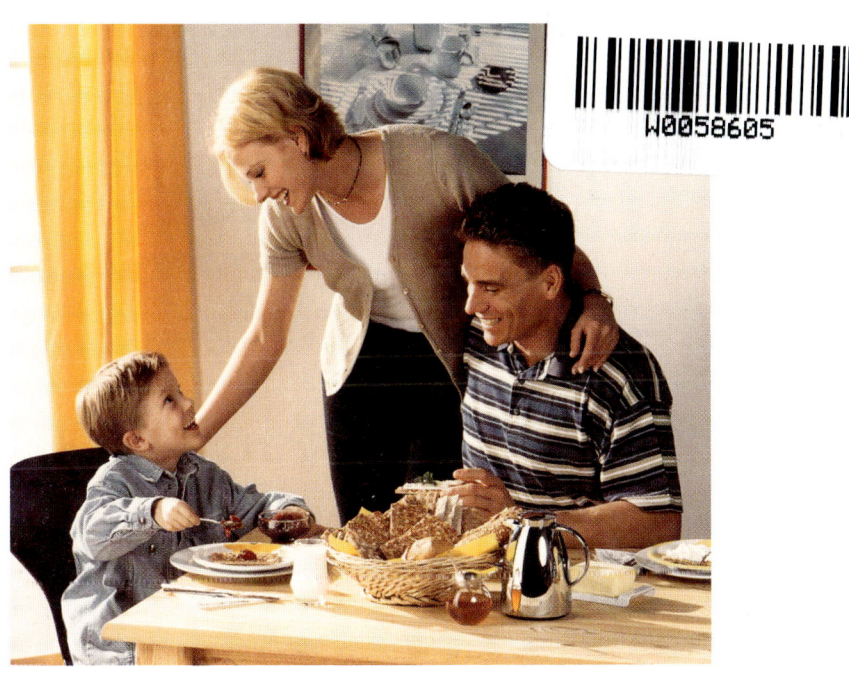

SÜDWEST

Inhalt

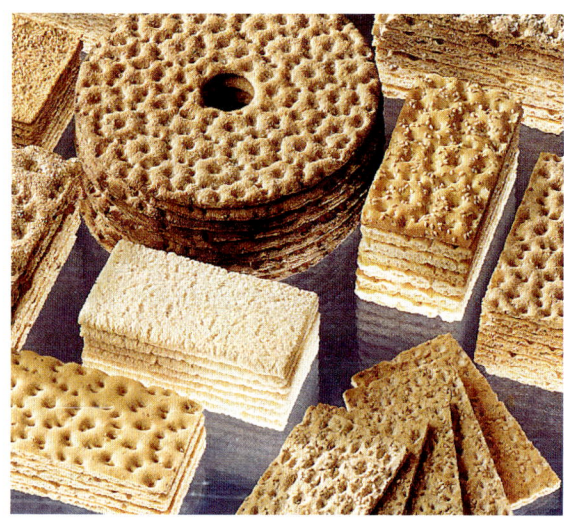

Jede Knäcke-brotsorte ist von typischer Form und eigenem Ge-schmack – von mild und nussig bis herzhaft-würzig.

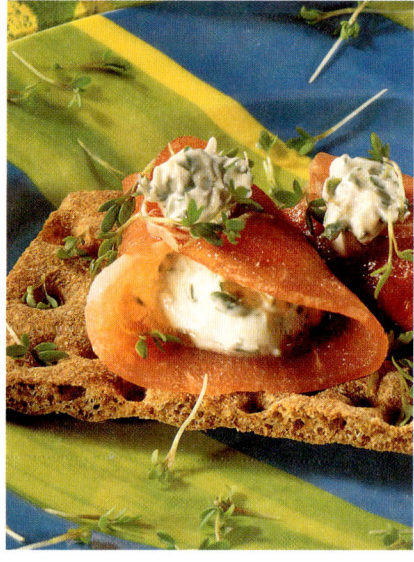

Auf Knäcke-brot passt ein zarter Belag eben-so gut wie etwas Rus-tikales, Deftiges.

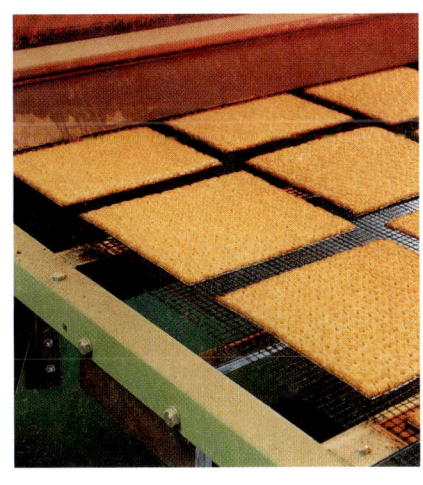

*Knäcke-
brot wird
in nur
wenigen
Minuten
schonend
knusprig
gebacken.*

*Leichte Kost,
bunt und
schmackhaft
– hier ist
Knäckebrot
ein idealer
Begleiter.*

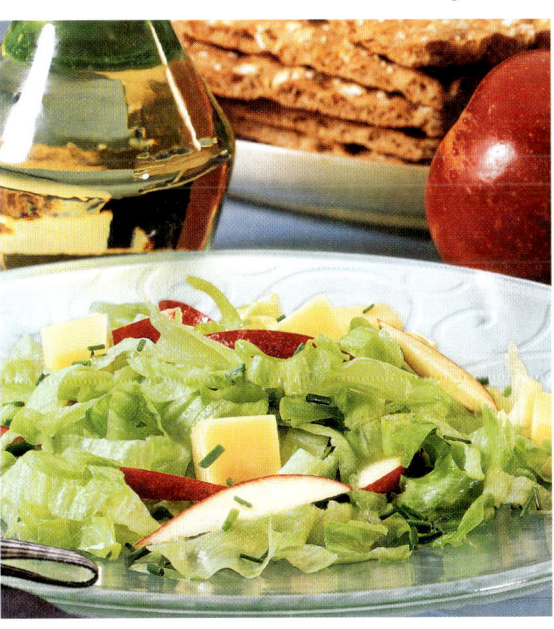

Vorwort

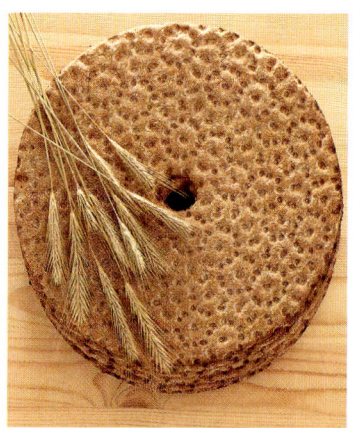

In dem flachen knusprigen Brot stecken die vielen gesunden Inhaltsstoffe des ganzen Getreidekorns.

Seit 500 Jahren wird Knäckebrot nach original schwedischen Rezepten gebacken. An den Grundzutaten – Wasser, Salz und Vollkornmehl, zuweilen auch Hefe, Milch oder Gewürze – hat sich nichts geändert. Das Backverfahren ist schnell und schonend: In nur sieben Minuten ist das Brot fertig. So bleiben alle Inhaltsstoffe des vollen Korns, vitalstoffreiche Keime und Randschichten, erhalten. Knäckebrot wird überwiegend aus Vollkornmehl hergestellt. Dieses wertvollste Mehl enthält all das Gute, das die Natur dem Getreidekorn mitgegeben hat.

Kostbares Knäckebrot

Knäckebrot ist dünn, aber äußerst nährstoffreich. W. Vogel definierte es als »ein Brot, das zwar schmeckt wie richtiges Brot, nahrhaft ist wie richtiges Brot, aber aussieht wie ein abgegriffener Buchdeckel«. Auf ironische Weise hat er damit die Sache sicherlich auf den Punkt gebracht. Wie zwischen zwei unscheinbaren Buchdeckeln oft Wertvollstes steckt, so verbirgt sich auch in knusprigen Knäckebrotscheiben eine Vielzahl an kostbaren Inhaltsstoffen: hochwertige Proteine, Kraft spendende Kohlenhydrate, verdauungsfördernde Ballaststoffe und ungesättigte Fettsäuren, außerdem viele Vitamine, Mineralstoffe und Spurenelemente. Besonders die hohen Gehalte an B-Vitaminen, Kalium, Magnesium und Eisen machen Knäckebrot zum Paradebeispiel unter den Brotsorten. Im Vergleich zu allen anderen Broten weist Knäckebrot hinsichtlich des Gehalts an Nähr- und Vitalstoffen Spitzenwerte auf.

»Bread is the staff of life.« (Brot ist die Grundlage des Lebens.) Jonathan Swift

Man kann Knäckebrot als »konzentriertes Brot« bezeichnen. Außerdem ist es überaus bekömmlich und wird sogar vertragen, wenn man aus gesundheitlichen Gründen streng Diät halten muss. Gesundheitsbewusste wissen zu schätzen, dass

4

Knäckebrot aufgrund seines geringen Wasseranteils (nur etwa sieben Prozent) eine natürliche Konservierung erfährt; chemische Zusatzstoffe zur Haltbarmachung sind daher überflüssig.

Die Kraft im Roggen

Knäckebrot wird vorwiegend aus Roggen hergestellt. Roggen hat in den letzten Jahren aufgrund bestimmter Inhaltsstoffe, die als Lignane bezeichnet und zur Gruppe der Sekundären Pflanzenstoffe gezählt werden, die Aufmerksamkeit der Ernährungsexperten und Biochemiker auf sich gelenkt. Lignane sind pflanzliche Östrogensubstanzen, so genannte Phytoöstrogene. Von der Wissenschaft wird ihnen eine krebsvorbeugende, antioxidative und durchblutungsfördernde Wirkung zugesprochen. Außerdem ist Knäckebrot aus Roggenvollkornmehl das ballaststoffreichste Brot. Es beeinflusst den Cholesterinspiegel günstig und trägt zu einer guten Verdauung bei, wovon bekanntlich der gesamte Organismus profitiert. So manche Zipperlein wie Kopf- oder Gliederschmerzen lassen sich lindern, wenn man mit mehr Ballaststoffen für gesündere Verdauungsverhältnisse sorgt. Nicht zuletzt stärkt knuspriges Knäckebrot Zahnfleisch und Zähne, weil man es besser kaut als weiche Weißmehlbrötchen oder Laibbrote.

Knäckebrot, hart und mürbe, wird bei hoher Temperatur nur kurz gebacken und anschließend getrocknet.

Geschmackliche Vielfalt

Mittlerweile sind viele Knäckebrotsorten auf dem Markt, und für jede Geschmacksrichtung ist etwas dabei. Für Müsliesser gibt es beispielsweise ein spezielles Müsliknäcke, das man in die morgendliche Kraftnahrung brechen kann. Und alle Süßschnäbel freuen sich über Zimtknäcke zur Weihnachtszeit.
In der Küche kann man mit der skandinavischen Brotspezialität mehr anfangen, als nur Brote zu belegen. Im Rezeptteil dieses Buches gibt es eine Menge zu entdecken, woran man im Zusammenhang mit Knäckebrot nicht auf Anhieb denkt: Sogar Pizza lässt sich aus Knäckebrot zubereiten.

Knäckebrot-Geschichte

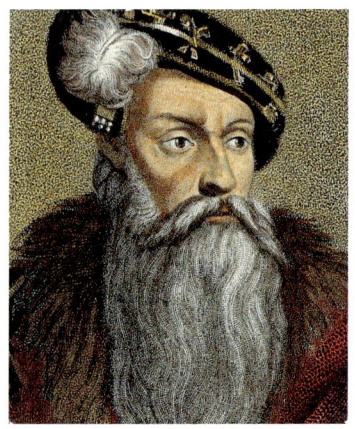

Hervorgegangen aus der bäuerlichen Tradition, war Knäckebrot in Schweden schon bald ein Grundnahrungsmittel für Arm und Reich - bereits im frühen 16. Jahrhundert war es vom späteren König Gustav I. geschätzt.

Ein Bild des Königs Gustav Wasa schmückte noch vor Jahren jede Knäckebrotpackung der gleichnamigen Firma, die heute als weltweit größter Knäckebrothersteller über 30 Länder beliefert.

Knäckebrot ist untrennbar mit Schweden verbunden, dem Ursprungsland dieses leichten, knusprigen Brots. Man weiß aber auch, dass sich bereits die römischen Legionäre auf ihren Eroberungszügen quer durch Europa mit einer Art Knäckebrot verpflegten. Sie hatten flache, an der Luft getrocknete Fladenbrote in ihrem Marschgepäck, die wie Knäckebrot lange haltbar waren, und, mit Löchern versehen, hinten an den Tornistern befestigt wurden. Auch den Wikingern, den früheren Bewohnern Skandinaviens, dienten trockene Flachbrote auf ihren Entdeckungsfahrten als Proviant. Und im alten Ägypten schätzte man schon vor 3000 Jahren ein hartes, leicht zu brechendes Brot wegen seiner Lagerfähigkeit.

Eine bäuerliche Spezialität

Die eigentliche Geburtsstunde des Knäckebrots liegt jedoch etwa 500 Jahre zurück und vollzog sich auf kleinen schwedischen Bauernhöfen. Aus Roggenvollkornmehl, wenig Wasser und Salz rührte man einen Teig und formte ihn zu runden, dünnen, lenkradgroßen Fladen mit einem Loch in der Mitte. Nach dem Backen wurden die Rundfladen auf Holzstangen aufgereiht, die über der Feuerstelle Platz sparend befestigt wurden. Dort bewahrte man die »Stangenreiter« trocken und geschützt vor Mäusen auf. Das Brot war besonders haltbar, so dass man nur ein- bis zweimal im Jahr zu backen brauchte. Zudem war es billig und viel gesünder als die Weißmehlbrötchen, die damals in feineren Kreisen üblich waren. Wollte man die knusperharten Fladen essen, brach man sie einfach von der Stange ab. Das Schwedische »knäcka« heißt übersetzt »brechen, knicken«. Damit war der Name Knäckebrot geboren. In Schweden wurde das Knäckebrot aufgrund seiner Vorzüge schnell zum beliebtesten

Brottyp. Ab dem 18. Jahrhundert rentierte es sich für die Bauern kaum mehr, selbst zu backen. Sie schafften ihr Mehl zum Bäcker, der das Brot für sie buk. Für 100 Kilogramm Roggenmehl erhielten sie im Gegenzug 80 Kilogramm Knäckebrot. Von den Kleinbäckereien war dann der Schritt zum großen gewerblichen Backbetrieb nicht mehr weit.

Gustav Wasa, der »Knäckebrotkönig«

Karl Edvard Lundström (1887–1963) machte sich als Begründer der größten Knäckebrotfabrik Schwedens im Jahr 1919 mit Elektroöfen und automatisierter Massenproduktion einen Namen. Sein Brot kam im Wortsinn in aller Munde und wurde als »zartschmelzend wie ein leckerer Keks« gerühmt. »Husman« (Hausmann) hieß das erste industriell hergestellte Knäckebrot. Auf der Packung befand sich ein Bild des schwedischen Königs Gustav I. Wasa (Regierungszeit 1523–1560). Überlieferungen zufolge soll sich der spätere König vorwiegend von Roggenknäckebrot ernährt haben, als er im Winter 1522 auf Skiern in Rekordzeit zur mittelschwedischen Stadt Mora eilte, um dort einen Aufstand gegen die dänische Fremdherrschaft zu organisieren. Der Aufstand endete mit der Befreiung von den Dänen.

Wenig Brot, viel Belag

Auch in Deutschland erfreut sich Knäckebrot großer Beliebtheit. Im Wirtschaftswunderboom, Ende der fünfziger Jahre, als Kalorienzählen und gesunde Ernährung noch kein Thema waren, wurden die knusprigen Flachbrote geschätzt, weil »wenig Brot« umso mehr Platz ließ für delikate Beläge, für Lachs, Garnelen oder Salami aus Mailand. Mit der Zeit aber wandelten sich die Lebens- und Ernährungsgewohnheiten, Anfang der siebziger Jahre war das Knäckebrot von einer wenig beachteten schlichten »Trägersubstanz« zu einem der ersten Nahrungsmittel für kalorienbewusste und gesunde Ernährung geworden.

Als die Firma Wasa in den sechziger Jahren einen Standort für eine Produktionsstätte außerhalb Schwedens suchte, entschied man sich für die Stadt Celle an der Aller, inmitten des größten und qualitativ besten Roggenanbaugebiets Deutschlands. Allein in Celle verlassen heute jährlich fast 100 Millionen Packungen Knäckebrot die Großbäckerei. Würde man all diese Knäckebrotscheiben einzeln hintereinander legen, könnte man damit sechsmal die Erde umrunden.

Das tägliche Brot

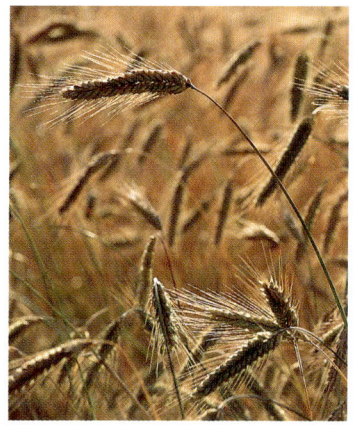

Roggen, das anspruchslose Getreide, das auch im Norden gut gedeiht, war die erste Wahl der Schweden beim Knäckebrotbacken. Heute gibt es Knäckebrote aus den verschiedensten Getreidemischungen.

Das Wort Getreide stammt vom Mittelhochdeutschen »getregede« ab und bedeutet »was der Erdboden trägt«. In der Botanik nennt man Getreide Cerealien, körnerbildende Kulturpflanzen aus der Familie der Süßgräser. Die wichtigsten Arten sind Weizen, Roggen, Hafer, Reis, Mais, Gerste und Hirse, wobei für die Brotherstellung Roggen und Weizen die größte Bedeutung haben. Je nachdem, unter welchen klimatischen Bedingungen die einzelnen Arten am besten wachsen, haben sich gebietstypische Spezialitäten entwickelt. Der wetterfeste Roggen gedeiht auch in nördlichen Regionen und ist für die Skandinavier, die Erfinder des Knäckebrots, schon immer das geeignetste Getreide gewesen. Ähnlich verhält es sich mit dem Hartweizen, dem Rohstoff für Spaghetti, Makkaroni und andere Teigwaren. Er braucht mildere Temperaturen und wächst am besten in Gebieten, die traditionell mit feinsten Pastagerichten in Verbindung gebracht werden. In Ländern mit mittleren Temperaturen wie Deutschland oder Österreich wird Weichweizen angebaut. Er hat beste Backeigenschaften und wird zu einer reichhaltigen Palette an Broten, Kuchen und anderen Backwaren verarbeitet.

Getreide für Knäckebrot

Brot sollte fester Bestandteil unserer täglichen Nahrung sein, empfehlen Ernährungsfachleute. Knäckebrot ist besonders gut geeignet, denn es vereint wichtige Nährstoffe mit Vitaminen und Mineralstoffen.

Knäckebrot wird schon seit alters her bevorzugt aus Roggenmehl gefertigt. Neuere Knäckebrotsorten basieren aber auch auf den Vollkornmehlen von Weizen oder Hafer. Bei Mehrkornknäckebroten kommen mehrere Getreidesorten zum Einsatz, auch Gerste, die wegen ihres hohen Selengehalts besonders geschätzt wird. Bei manchen Knäckebrotsorten werden den Vollkornmehlen aus backtechnischen Gründen auch kleine Mengen an Auszugsmehlen zugesetzt, Mehle also, die nur einen niedrigen Ausmahlungsgrad aufweisen (siehe auch Seite 15ff.). Weitere Rohstoffe sind Wasser, etwas Salz und sortenspezifisch Hefe oder Sauerteig als Triebmittel, zusätzlich Keimlingsteile, Sesamsamen, entrahmte Frischmilch oder Gewürze. Dem Knäckebrotteig werden keinerlei chemische Zusätze beigefügt.

Es ist übrigens ein weit verbreiteter Irrtum, dass Vollkornbrot immer sichtbare ganze Körner enthalten muss. Vielmehr wird das volle Korn zermahlen. Man kann also nicht mit den Zähnen feststellen, ob es sich um Vollkornknäcke handelt. Auch muss Vollkornbrot nicht zwingend dunkel sein. Sowohl helle als auch dunkle Sorten stammen aus vollwertigen Mehlen. Der Bräunungsgrad des Brots hängt vielmehr von der Scheibendicke und der Backtemperatur ab.

Roggen, die robuste Ackerfrucht

Roggen (*Secale cereale*) ist das wichtigste Knäckebrotgetreide. Ursprünglich in Vorderasien angebaut, gelangte es vor etwa 6000 Jahren weiter nordwärts. Das robuste, witterungs- und frostbeständige Getreide entwickelte sich schon bald zur »Brotfrucht des Nordens«. Die Proteine im Roggen weisen eine besonders günstige Aminosäuren-Zusammensetzung auf und sind äußerst hochwertig. Roggen enthält mehr Vitamine, Mineral- und Ballaststoffe als andere Getreide und ist damit von großer Bedeutung für eine gesunde Ernährung. Nicht umsonst dichtete der Volksmund: »Roggenbrot macht Wangen rot.«

Weizen, das ideale Backgetreide

Weizen (*Triticum aestivum* oder *vulgare*) ist das zweitwichtigste Getreide für die Knäckebrotherstellung. Primitive Weizensorten (Einkorn) wurden schon vor 9000 Jahren im heutigen Irak angebaut. Aus etwa derselben Zeit stammen Weizenfunde aus China. Damit ist Weizen vermutlich die am frühesten kultivierte Getreideart. Das ehemals empfindliche Getreide wurde weitergezüchtet und mit der Zeit widerstandsfähiger gegen Regen und Kälte und ist daher heute auch in Nordeuropa kultivierbar. Insgesamt gibt es über 10 000 Weizensorten. Niedrig

Weizen ist aufgrund seines besonders guten Klebergehalts für die meisten Arten von Backwaren am besten geeignet, Knäckebrot jedoch wird hauptsächlich aus Roggen hergestellt.

ausgemahlenes Weizenmehl (Auszugsmehl) hat hervorragende Backeigenschaften. Zwei Eiweißbestandteile bilden zusammen mit Wasser den so genannten Kleber (Gluten). Dieser sorgt für ein festes Teiggerüst und ist für die lockere Krume im fertigen Brot entscheidend. Der gesundheitliche Wert von solchem Weizenauszugsmehl ist jedoch gering. Weizenvollkornmehl dagegen ist reich an Vitaminen des B-Komplexes (Biotin, Pantothensäure, Folsäure) und enthält Vitamin E, Beta-Karotin sowie die Mineralstoffe Kalzium, Phosphor und Eisen.

Hafer gibt Kraft und gute Laune

Hafer (*Avena sativa*) ist ein anspruchsloses Getreide. Er gedeiht an den Küsten ebenso wie im Gebirge. Jahrtausendelang war Hafer das billigste Getreide und daher, besonders in Europa, Hauptnahrungsmittel der ärmeren Schichten. Hafermehl allein ist zum Backen nicht gut geeignet, da es wenig Klebereiweiß enthält. Es wird daher stets mit anderen Vollkornmehlen gemischt. Hafer hat von allen Getreidearten den höchsten Gehalt an Pflanzeneiweiß und einen hohen Anteil lebensnotwendiger ungesättigter Fettsäuren, die Herz und Gefäße schützen. Von Sportlern wird er noch heute als Kraftnahrung geschätzt. B-Vitamine (Pantothensäure, Thiamin, Folsäure) wirken nervenstärkend und schaffen gute Laune. Hafer ist reich an den Mineralstoffen Kalzium, Eisen, Mangan, Silizium, Zink und Magnesium. Hafervollkornmehl weist lösliche Ballaststoffe auf, die Gallensäuren binden und zur Senkung erhöhter Cholesterinwerte beitragen; die unlöslichen Ballaststoffe des Hafers wirken verdauungsfördernd.

Gerste gegen Selenmangel

Fladen aus Gerste (*Hordeum distichum*) aßen schon die Sumerer um 5000 v. Chr. Reines Gerstenbrot wird heute nur noch selten gebacken. Das Getreide ist meist ein Bestandteil in Müslimischungen oder in Mehrkornbroten. Es spielt auch beim Bierbrauen eine wichtige Rolle (Braugerste). Gerste gehört wie

Haferbrei und Haferschleim galten schon im alten Griechenland als eine Art Volksmedizin, die man bei Durchfällen, Erbrechen oder Husten verordnete. Die alten Römer verachteten Hafer als »Barbarenfraß«. Die Germanen, von den Römern als »Haferfresser« verunglimpft, schätzten dieses Getreide als Kraftnahrung und hatten damit Recht. Pfarrer Kneipp lobte Hafer als »das erste und vorzüglichste Nahrungsmittel«.

Hafer zu den Spelzgetreiden und muss vor der Weiterverarbeitung entspelzt, d. h., von der für den Menschen ungenießbaren Holzfaserhülle befreit werden.

Von allen Getreidearten enthält die Gerste am meisten Vitamin B 2; sie ist reich an den Mineralstoffen Kalium, Kalzium, Phosphor, Magnesium und Selen. Die intensive landwirtschaftliche Nutzung der Äcker ohne Ruhepausen sowie saurer Regen haben dazu geführt, dass die Böden zunehmend ausgelaugt, also vieler Mineralien beraubt sind. Eine ausreichende Versorgung der Bevölkerung mit Selen ist heute nicht mehr gewährleistet. Die weit verbreitete mineralstoffarme Ernährung durch Konserven, Instant-Fertigprodukte oder Fastfood verstärkt das Selendefizit zusätzlich. Deutschland gilt mittlerweile als Selen-Mangelgebiet. Selen schützt die Zellwände vor der Schädigung durch Umweltgifte (Kadmium, Blei, Quecksilber) und radioaktive Strahlen. Zusammen mit Vitamin E beugt es als Antioxidans Herz-Kreislauf-Erkrankungen und Tumoren vor. Als Heilmittel hat es sich bei Erkrankungen der Leber oder bei Gelbsucht bewährt. Jeder Erwachsene sollte täglich 100 bis 200 Millionstel Gramm dieses Spurenelements aufnehmen.

Fachleute empfehlen, regelmäßig selenreiche Gerstenkörner (2000 Mikrogramm pro 100 Gramm) oder Gerstenbrot zu verzehren. Gute Selenquellen sind aber auch Weizenkeime, Kleie, Kürbiskerne, ungeschälter Reis, Sojabohnen, Hummer sowie die Innereien Niere und Leber.

Reine Gerstenbrote backt man hierzulande schon jahrhundertelang nicht mehr. Heute bekommt man jedoch eine ganze Reihe von Broten, denen dieses voller gesunder Inhaltsstoffe steckende Getreide beigemischt ist.

Die Basis gesunder Ernährung

Brot und andere Getreideprodukte zählen von jeher zu den wichtigsten Grundnahrungsmitteln und sollten gerade in unserer Zeit wieder mehr Beachtung finden. Vor 200 Jahren lag der Anteil der Getreideprodukte an der menschlichen Ernährung noch bei 50 Prozent. Heute deckt die Bevölkerung in den Industrienationen lediglich 20 Prozent ihres täglichen Energiebedarfs mit Brot oder anderen Getreideprodukten. Das ist eindeutig zu wenig. Vor allem fettreiche Kost tierischen Ursprungs wie Wurst, Speck, Schmalz, Fleisch, Sahne oder Käse – früher zu teuer, als dass man sich Mengen davon hätte leisten können – haben dem Getreide den Rang abgelaufen. Diese Änderung in den Ernährungsgewohnheiten wird für eine Reihe von Zivilisationskrankheiten verantwortlich bzw. mitverantwortlich gemacht.

Jeden Tag sollte man etwa zwei Scheiben Vollkornbrot, drei Scheiben Knäckebrot, ein Brötchen, 50 Gramm Vollkornreis oder -nudeln bzw. Müsli oder Haferflocken und 200 Gramm Kartoffeln verzehren. Diese Mengen beziehen sich auf eine Frau (25 bis 50 Jahre) mit leichter körperlicher Tätigkeit bzw. einem Gesamtkalorienverbrauch von täglich etwa 2000 Kilokalorien.

Getreideprodukte sind wichtig

In einer Zeit des materiellen Überflusses, da in unseren Breiten keiner mehr vom Verhungern bedroht ist, kann die altbekannte Gebetsformel »Unser täglich Brot gib uns heute« durchaus einmal etwas anders verstanden werden. Nämlich als Bitte, dass der Speisezettel wieder mehr mit Getreideprodukten aus dem vollen Korn wie eben Brot und stattdessen mit weniger tierischer Kost bestückt sei. Dies würde sich auf Gesundheit, Wohlbefinden und Fitness der meisten von uns positiv auswirken.

Die Zusammenstellung einer gesund erhaltenden Kost kann man sich als Pyramide vorstellen, wobei die breite Basis aus Getreideprodukten aller Art (Vollkornbrot, Graubrot, Knäckebrot, Nudeln, Reis) und Kartoffeln bestehen sollte, und nur die kleine Spitze aus fetten Speisen. Nach Auskunft der Deutschen Gesellschaft für Ernährung (DGE) müssten wenigstens ein Drittel der täglichen Nahrung Getreideerzeugnisse sein, wobei Vollkornprodukten wegen des höheren Gehalts an ernährungsrelevanten Inhaltsstoffen der Vorzug zu geben ist.

Die Ernährungspyramide

Empfehlungen für
25- bis 50-jährige
Frauen und Männer

Quelle: DGE,
abgewandelt

Gruppe 6: Fette und Öle
pro Tag:
30–40 g
Streich- und
Zubereitungsfett
(Butter, Margarine,
Öle)

Gruppe 5: Fisch, Fleisch, Geflügel
2-mal pro Woche:
200–250 g Seefisch
2- bis 3-mal pro Woche:
150–200 g Fleisch oder Geflügel; wenig magere Wurst

Gruppe 4: Milch, Milchprodukte, Käse
pro Tag: 1/4 l Milch (bzw. Buttermilch, Kefir etc.) und 250 g Joghurt
oder Quark und 50–90 g Käse (jeweils
fettreduzierte Produkte)

Gruppe 3: Frischobst und Nüsse
pro Tag: 150–300 g Obst (z. B. Zitrusfrüchte,
Äpfel, Kiwis, nicht vollreife Bananen, Beeren-
obst), Nüsse nur gelegentlich und in
kleinen Mengen, z. B. im Müsli, im Obstsalat

Gruppe 2: Gemüse, Pilze, Salate, Hülsenfrüchte
pro Tag: 200 g Gemüse oder gegarte Hülsenfrüchte (als Hauptgericht, z. B. als Eintopf oder als
Beilage) und ca. 50 g Salat

Gruppe 1: Getreide und Getreideerzeugnisse
pro Tag: 3–4 Scheiben Brot (Vollkorn-, Roggen-, Roggen-
mischbrot, Knäckebrot) oder 2 Scheiben Brot und
2 Brötchen und 200 g Kartoffeln und 50 g (Rohgewicht)
Vollkornnudeln, Naturreis oder andere Getreideerzeugnisse

Die DGE empfiehlt folgende Zusammensetzung der Nahrungsenergie: 50 bis 60 Prozent Kohlenhydrate, 10 bis 15 Prozent Eiweiß und nicht mehr als 30 Prozent Fette. Die breite Basis unserer Ernährung nehmen die kohlenhydratreichen Getreide (-erzeugnisse) ein, gefolgt von Gemüsen und Hülsenfrüchten. Es folgen die Milchprodukte, die vor allem Eiweiß und Fett liefern. Fleisch und Fisch, weitere Eiweiß- und Fettlieferanten, sollten nur in Maßen verzehrt werden. Noch sparsamer sollte mit den sichtbaren Fetten und Ölen umgegangen werden. Das Trinken nicht vergessen: Damit der Stoffwechsel optimal funktioniert und wir leistungsfähig sind, benötigen wir am Tag 1,5 bis 2 Liter Flüssigkeit aus Getränken (z. B. mit Wasser verdünnte Fruchtsäfte, Kräuter- und Früchtetees).

Die Kraft des vollen Korns

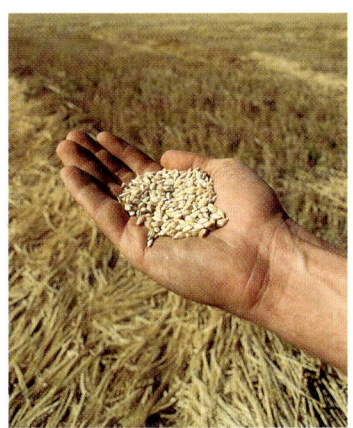

*Getreide gehört seit Jahr-
tausenden zur Nahrungs-
grundlage des Menschen.*

Analysiert man ein Getreidekorn, wird deutlich, warum sich darin die Basis unserer Ernährung verbirgt. Alle Nährstoffe, die ein Mensch braucht, sind in den kleinen Naturprodukten enthalten: Kohlenhydrate, Eiweiße und ein wenig Fett. Dazu stecken in den Körnern eine Reihe lebenswichtiger Vitamine, Mineralstoffe und Spurenelemente, die unser Stoffwechselgeschehen in Schwung halten und ohne die unser Organismus nicht funktionieren würde.

Der Mensch macht sich zunutze, was die Natur den Pflanzen als Startpaket auf den Weg ins neue Leben mitgibt. Denn das Korn, der Samen, muss alle Nährstoffe, die die neu entstehende Pflanze vom Keimen bis zur Ausbildung der ersten grünen Blätter benötigt, auf engstem Raum, sozusagen in komprimierter Form, enthalten.

Der Schnitt durch ein Getreidekorn zeigt seinen komplexen Aufbau: Innen der stärkereiche Mehlkörper und der fetthaltige Keim, außen die mineral- und ballaststoffreichen Hüllen.

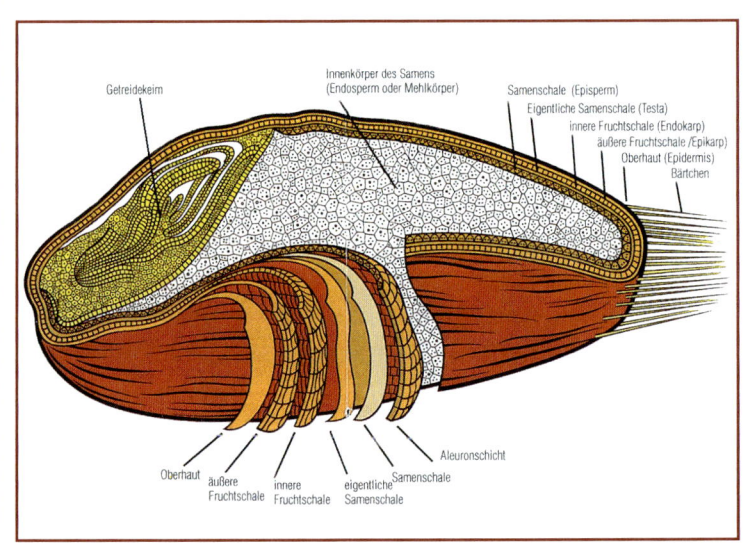

Getreidekeim

Innenkörper des Samens
(Endosperm oder Mehlkörper)

Samenschale (Episperm)
Eigentliche Samenschale (Testa)
innere Fruchtschale (Endokarp)
äußere Fruchtschale /Epikarp)
Oberhaut (Epidermis)
Bärtchen

Oberhaut
äußere
Fruchtschale
innere
Fruchtschale
eigentliche
Samenschale
Samenschale
Aleuronschicht

14

Die Nährstoffverteilung im Getreidekorn

Der Mehlkörper enthält vor allem Kohlenhydrate (Stärke), welche als Energielieferanten dienen. Die meisten Nährstoffe sind jedoch in den Randschichten, also in der Schale und im Keimling zu finden. Allein 90 Prozent aller Vitamine sind hier gespeichert. Auch in Bezug auf das Eiweiß (Protein) schneiden der Keimling und die Randschichten besser als der Mehlkörper ab, denn ihr Eiweiß ist biologisch hochwertiger. Zudem sind der Keim und die Randschichten reich an verdauungsfördernden Ballaststoffen. Der Keim enthält außerdem wertvolles Keimöl mit lebenswichtigen Fettsäuren.

Vollkornmehl und andere Mehle

Der Wert eines Mehls hängt von seinem Ausmahlungsgrad ab. Der Ausmahlungsgrad gibt an, wie viel Prozent Mehl bezogen auf 100 Kilogramm des Ausgangsgetreides angefallen sind. Nährstoffreiches Vollkornmehl hat einen hohen Ausmahlungsgrad. Es ist besonders gründlich, nämlich bis zu 90 Prozent ausgemahlen. Vollkornschrote sind bis zu 95 Prozent ausgemahlen. D.h., dass nahezu alle Bestandteile des naturgewachsenen Getreidekorns in fein zerkleinerter Form im Mehl enthalten sind: der Keim, das kleiehaltige Schutzschildchen um den Keim, die groben Randschichten. Entsprechend hoch ist der Gehalt des Mehls an Eiweiß, Keimölen, Ballaststoffen, Vitaminen und Mineralstoffen.

Je höher der Ausmahlungsgrad, desto dunkler und wertvoller ist das Mehl. Dunkles Mehl enthält mehr Vitamine, Mineralstoffe, Eiweiße und Ballaststoffe als weißes Mehl.

Mehltypen

Zur Kennzeichnung des Ausmahlungsgrads dienen die Mehltypen. Je höher die Typenzahl ist, desto mehr ist von den Randschichten des Getreidekorns (Schalen) im Mehl enthalten und desto wertvoller ist das Mehl in ernährungsphysiologischer

Hinsicht. Mit einem höheren Schalenanteil wird die Mehlfarbe dunkler. Feines weißes Mehl, wie es beispielsweise für Toast und Semmeln verwendet wird, hat dagegen einen niedrigen Ausmahlungsgrad. Das Korn ist nur zu 50 bis 70 Prozent ausgemahlen. In einem komplizierten Verfahren wird das Mehl über ein System von Sieben verschiedener Maschenweiten bis zu feinster Gazebespannung von Keimlingen und Randschichten stufenweise getrennt. Die eigentlich wertvollen Kornbestandteile werden dabei weggesiebt. Dieses so genannte Sichtmehl (Weißmehl) enthält zwar noch die Grundnährstoffe Kohlenhydrate (Stärke), Eiweiß und Fett, ist aber wesentlich ärmer an Vitaminen, Mineralstoffen und Ballaststoffen.

Kleie

Die bei der Weißmehlherstellung ausgesiebten Teile des Getreidekorns nennt man Kleie. Früher hat man sie lediglich an Tiere verfüttert. Heute wird die inhaltsreiche Kleie verschiedenen Nahrungsmitteln, auch Broten, zugesetzt.

Was die Typenzahl besagt

Das Entfernen der Keime bei der Mehlgewinnung hat durchaus triftige Gründe. Da der Keimling, die Fruchtanlage des Getreidekorns, Fett enthält, kann Mehl aus dem ganzen Getreidekorn oxidieren und ranzig werden. Vollkornmehl ist daher weniger lange haltbar als Mehl ohne Keime und sollte bald verbraucht werden.

Die Maßzahl für den Ausmahlungsgrad heißt Mehltype. Wenn man im Labor Mehl verbrennt, bleiben die Mineralstoffe als unverbrennbare Substanzen, als Asche, zurück. Wegen der mineralstoffreichen Randschichten enthält Mehl aus vollem Korn wesentlich mehr unverbrennbare Rückstände als Mehl von geschälten Getreidekörnern. Es weist gleichzeitig auch mehr Fett, Eiweiß und Vitamine auf, ist also vollwertiger. Roggenmehl der Type 815 enthält in 100 Kilogramm Mehl 815 Gramm Mineralstoffe. 100 Kilogramm Mehl der Type 1740 enthalten demnach 1740 Gramm unverbrennbare Bestandteile. Am mineralstoffreichsten ist Roggenbackschrot mit 1800 Gramm Mineralstoffen auf 100 Kilogramm Mehl. Wer selbst Brot backt, sollte auf jeden Fall ein höher ausgemahlenes Mehl mit einer entsprechend höheren Typenzahl bevorzugen.

Mehltypen (DIN-Normen)	
Roggenmehl	**Weizenmehl**
Type 815	Type 405 (Auszugsmehl)
Type 997	Type 550
Typc 1150	Type 812
Type 1370	Type 1050
Type 1740	Type 1600
Type 1800 (Roggenbackschrot)	Type 1700 (Weizenbackschrot)

Bei der Herstellung von Auszugs- bzw. Weißmehlen (z. B. Type 405) werden die Schale und der Keimling entfernt. Dadurch gehen 40 bis 90 Prozent der Vitamine, Mineralstoffe, Ballaststoffe und Lignane verloren. Nur Vollkornprodukte garantieren die Kraft des vollen Korns.

Das Mahlergebnis kann in verschiedenen Körnungsgraden vorliegen:

● Mehl ist pulverförmig von grob bis staubfein, mit einer Teilchengröße von 50 bis 125 Mikrometer (= Millionstel Meter).

● Dunst, auch Feingrieß genannt, ist raumehlig, griffig, sich körnig anfühlend, mit Teilchen von 100 bis 200 Mikrometer Größe.

● Grieß ist körnig mit Teilchengrößen von 200 bis 300 Mikrometer. Hartweizengrieß wird zur Produktion von Teigwaren verwendet. Weichweizengrieß eignet sich für Breie (Grießbrei).

● Bei Backschroten (oder Vollkornschroten) wird fast das gesamte Korn, also Mehlkörper, Schale und Keim vermahlen. Die Bezeichnung ist aber auch dann noch statthaft, wenn ein Teil der äußeren Schalen und der Keimling entfernt wurden. Schrote liegen in den Feinheitsgraden fein, mittel, grob und extra vor. Schrote nennt man jedoch auch die Ergebnisse der ersten Passagen der Getreidevermahlung, bei denen das Korn unter Schonung der Schalen stufenweise zerkleinert, gequetscht bzw. geschrotet wird. Schrote werden vorwiegend aus Weizen und Roggen gewonnen.

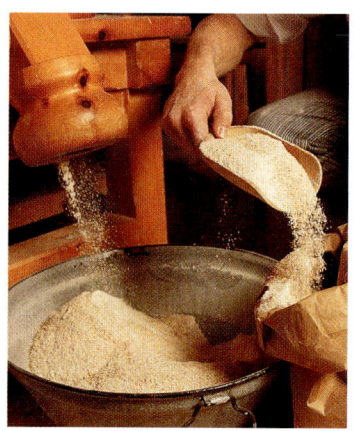

Mehl und Schrot aus dem ganzen Korn sind der Ausgangsstoff für Knäckebrot. Darin sind alle Hauptnährstoffe sowie eine Menge an lebensnotwendigen Mikronährstoffen enthalten.

Seinem hohen Sättigungswert verdankt Stärke ihre große Bedeutung für die Ernährung. Bei ihrer Verdauung werden Schritt für Schritt die einzelnen Zuckermoleküle in den Körper aufgenommen und damit der Blutzuckerspiegel konstant gehalten.

Vollkorn-Knäckebrot unter der Lupe

Die Inhaltsstoffe im Knäckebrot und ihr Wert für die Gesundheit sind eine nähere Betrachtung wert. So unscheinbar Knäckebrot mit seiner flachen, trockenen Struktur auch aussehen mag, so gewaltig sind die inneren Werte. Knäckebrot wird fast ausschließlich aus Vollkornmehl hergestellt, und seine kurze Backzeit von nur sieben Minuten gewährleistet, dass selbst die hitzelabilen Vitamine weitgehend erhalten bleiben.

Kohlenhydrate – zum Sattessen

Je nach Getreideart enthält der Mehlkörper der Körner zwischen 40 und 70 Prozent Kohlenhydrate in Form von Stärke. Das wasserarme Knäckebrot kommt bei 66 Gramm Kohlenhydraten pro 100 Gramm sogar auf 70 bis 80 Prozent Stärke.

Stärke macht stark

Stärke ist ein Polysaccharid; sie besteht aus einzelnen Zuckermolekülen, die aneinander gekettet sind. Es gibt zwei Formen davon. Der mengenmäßig wichtigere Stärkebestandteil ist Amylose, der andere wird Amylopektin genannt. Eine Amylosekette umfasst bis zu 1400 Zuckermoleküle. Damit der menschliche Organismus solche Gebilde verwerten kann, muss er sie in seine Bestandteile, in Einfachzucker, zerlegen. Dies bewerkstelligen Amylasen, Enzyme aus Speichel und Bauchspeichel. Bis sie ihren Dienst vollständig getan haben, vergehen mitunter Stunden. Erst dann sind alle Einfachzucker vom Blut aufgenommen und können als Energielieferanten wirken.

Die Inhaltsstoffe von Vollkorn-Knäckebrot

50 Gramm Knäckebrot (= 3 bis 5 Scheiben) enthalten:		
Kalorien	155 kcal	8 % des Tagesbedarfs
Kohlenhydrate	33 g	12 % des Tagesbedarfs
Ballaststoffe	7,5 g	25 % des Tagesbedarfs
Eiweiß	5 g	6,5 % des Tagesbedarfs
Fett	1 g	1,5 % des Tagesbedarfs
Harnsäure	30 mg	6 % der maximal einzuhaltenden Tageszufuhr
Vitamin B1 (Thiamin)	0,1 mg	10 % des Tagesbedarfs
Vitamin B2 (Riboflavin)	0,09 mg	6 % des Tagesbedarfs
Niazin	0,55 mg	ca. 4 % des Tagesbedarfs
Vitamin B6 (Pyridoxin)	0,15 mg	10 % des Tagesbedarfs
Folsäure	0,044 mg	15 % des Tagesbedarfs
Vitamin E	0,3–0,8 mg	ca. 4 % des Tagesbedarfs
Kalium	220 mg	10 % des Tagesbedarfs
Natrium	230 mg	6 % der maximal einzuhaltenden Tageszufuhr
Magnesium	40–105 mg	13–35 % des Tagesbedarfs
Kalzium	28 mg	3 % des Tagesbedarfs
Eisen	2,4 mg	16 % des Tagesbedarfs
Zink	1,6 mg	13 % des Tagesbedarfs

Die Prozentwerte beziehen sich auf den Tagesbedarf einer 25- bis 50-jährigen Frau bei leichter Arbeit.

Aufgrund seiner günstigen Zusammensetzung ist Vollkorn-Knäckebrot ein hochwertiges Lebensmittel. Es sollte daher einen festen Platz im täglichen Speiseplan erhalten.

Wer seinen Bedarf an Kohlenhydraten vorwiegend mit stärkereichen Vollkornprodukten deckt, kommt in den Genuss, über Stunden stets mit ein wenig Zucker versorgt zu sein und somit gleichbleibend Kraft und Energie zur Verfügung zu haben. Wer dagegen seinen Blutzuckerspiegel mit zuckerreichen Süßigkeiten hochtreibt, erlebt zwar kurzfristig einen Energieschub, aber bald darauf, da der Blutzuckerspiegel rasch wieder sinkt – oft sogar unter das Ausgangsniveau –, ein Energiedefizit. Kraftlosigkeit, Mattigkeit und ein stets wiederkehrendes Verlangen nach Süßigkeiten können die Folge sein.

Stärkehaltige Lebensmittel wie Vollkornprodukte, Knäckebrot, Kartoffeln oder Mais liefern allen Zucker, den wir brauchen und das in einer Form, die nachhaltig Kraft gibt und nicht den Strohfeuereffekt von Süßigkeiten im Organismus entfaltet.

Knäckebrot ist besser für den Blutzuckerspiegel als Schokolade. Die langkettigen Stärkemoleküle von Knäckebrot werden während der Verdauung nur langsam aufgespalten, wodurch ihre Zuckermoleküle nur nach und nach ins Blut abgegeben werden. Schokolade dagegen bewirkt zwar eine schnelle, unmittelbare Energiezufuhr, doch danach sackt der Blutzuckerspiegel genauso schnell wieder ab, wie er gestiegen war.

Wichtige Ballaststoffe

Je nach Getreideart enthalten Getreidekörner 6 bis 23 Prozent Ballaststoffe wie Zellulosen, Hemizellulosen, Pentosane oder Lignin, die wir nicht wie Nährstoffe verwerten, die aber von entscheidender Bedeutung für unsere Verdauungsgesundheit und unsere Gesundheit insgesamt sind. Die ballaststoffreichsten Getreidesorten sind Roggen, Gerste und Hafer. Knäckebrot wird überwiegend aus Roggenmehl gebacken und enthält von allen Brotsorten die meisten Ballaststoffe. Bei speziell ballaststoffreichen Knäckebroten werden dem Roggenvollkornmehl oder -schrot noch zusätzlich vor allem Weizenspeisekleie und Weizenkeime zugesetzt. Das erhöht den Ballaststoffgehalt auf bis zu 24 Gramm pro 100 Gramm Knäckebrot.

Ballaststoffe räumen den Darm auf

Eine ballaststoffreiche Ernährung bringt die Verdauung in Schwung und kräftigt damit den Organismus. Ballaststoffe filtern während des Verdauungsgeschehens wie Schwämme organische Schadstoffe und giftige Schwermetalle wie Quecksilber oder Blei aus dem Nahrungsbrei und ersparen unseren Entgiftungsorganen die Arbeit, sich ihrer entledigen zu müssen. Wird unser Immunsystem von solchen Substanzen zu sehr in Anspruch genommen, können beispielsweise Allergien die Folge sein. Zu den organischen Schadstoffen zählen auch viele Verdauungsgifte, die zwangsläufig bei der Nahrungsverwertung anfallen und die, sofern sie nicht an Ballaststoffe gebunden den Körper verlassen, ins Blut gelangen und den gesamten Organismus in Mitleidenschaft ziehen können. Gerade bakterielle Fehlbesiedlungen in der Darmflora, so genannte Dysbakterien, sind für ein vermehrtes Giftstoffaufkommen während des Verdauungsprozesses verantwortlich. Nicht zuletzt binden Ballaststoffe Gallensäuren. Diese zur Fettverdauung nötigen Flüssigkeiten werden in der Leber aus Cholesterin gebildet und an den Darminhalt abgegeben. Je mehr Gallensäuren dann an Ballaststoffe gebunden den Organismus verlassen, desto mehr Cholesterin muss die Leber dem Blut entziehen, um erneut Gallensäuren bereitzustellen. Eine ballaststoffreiche Ernährung beeinflusst somit den Cholesterinspiegel günstig, was für die Gesundheit des Bluts, der Blutgefäße und des Herzens von Vorteil ist.

Unser Wohlbefinden hängt stark von gesunden Verhältnissen im Magen-Darm-Trakt ab. Manche plagen sich jahrelang mit Kopfschmerzen, Gliederschmerzen, Allergien oder Herz-Kreislauf-Beschwerden und ahnen nicht, dass oft schon eine ballaststoffreiche Ernährung Abhilfe schaffen könnte.

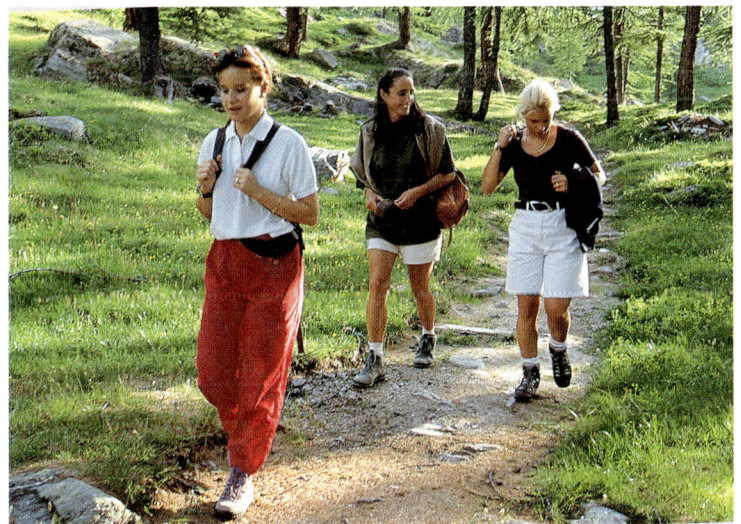

Vollwertige und ballaststoffreiche Ernährung zusammen mit regelmäßiger Bewegung an der frischen Luft sind die besten Voraussetzungen für körperliches und seelisches Wohlbefinden.

Reichlich Ballaststoffe in Knäckebrot oder anderen Vollkornprodukten schützen auch die Darmflora wirkungsvoll. Sie binden nicht nur einen Teil der schädlichen bakteriellen Stoffwechselprodukte, sie beschleunigen auch die Darmpassage, mit der Folge, bakterielle Fehlbesiedlungen zu erschweren.

Beste Behandlung für den Darm

Auch die sanfte Massage, die das faserige Ballaststoffmaterial auf die Darmwände ausübt, ist von erheblichem gesundheitlichem Nutzen. Man spricht in diesem Zusammenhang vom Wert des Dehnungsreizes. Nur gut durchblutete Darmwände erfüllen ihre Aufgabe als Nährstoffaufnehmer und als Teil des Immunsystems in optimaler Weise. Ballaststoffe erhöhen das Stuhlgewicht, da sie Wasser binden und dadurch den Stuhl weich und geschmeidig machen. Dieser kommt mit weniger Not durch den Dickdarm und kann leichter ausgeschieden werden.

Löslich und unlöslich

Aufgrund ihres unterschiedlichen Wasserbindungsvermögens unterscheidet man zwischen wasserunlöslichen Ballaststoffen wie Zellulose, Lignin und unlösliche Hemizellulose sowie wasserlöslichen Ballaststoffen wie Hemizellulose und Pektin.
Die unlöslichen Ballaststoffe erfüllen ziemlich genau die Vorstellung, die man von unverdaulichen Faserstoffen hat. Sie durchlaufen die Darmpassage relativ unverändert. Sie unterliegen im Darm keinen oder sehr geringen bakteriellen Abbauprozessen. Aufgrund ihres hohen Wasserbindungsvermögens können sie gut quellen und binden überschüssige Gallensäuren und unerwünschte Partikel aus der Nahrung.
Die löslichen Ballaststoffe hingegen werden zersetzt und von den Bakterien der natürlichen Darmflora im Dickdarm als Nährsubstrat genutzt. Dabei erzeugen die Mikroorganismen u. a. kurzkettige Fettsäuren wie Essig-, Propion- oder Buttersäure. Die damit einhergehende Ansäuerung des Dickdarminhalts ist ein Schutzschild gegen Krankheitskeime, Pilze und uner-

Das Verdauungsgeschehen ist ein unendlich komplexer Vorgang, bei dem tausenderlei Umwandlungsprozesse stattfinden und sich vielfältige Wechselwirkungen zwischen einzelnen Nahrungsbestandteilen, körpereigenen Verdauungssäften und Einflüssen der bakteriellen Darmflora ergeben. Über die Verwertung der Ballaststoffe im Darm liegen eine Vielzahl von Studien vor, die den gesundheitlichen Nutzen des pflanzlichen Fasermaterials in der Nahrung gut erklären.

wünschte Bakterien. Die Butyrate (Salze der Buttersäure) entfalten darüber hinaus aller Wahrscheinlichkeit nach im Bereich des Dickdarms eine Krebs hemmende Wirkung. Auch wenn dieser Zusammenhang noch nicht vollständig erforscht ist, so scheinen die Butyrate, die den Schleimhautzellen im Dickdarm Energie liefern und am Zellteilungsgeschehen beteiligt sind, einer karzinogenen Degeneration der Dickdarmzellen vorzubeugen. Gröbere Brotsorten, vor allem Roggenvollkornbrot, lassen Untersuchungen zufolge im Dickdarm mehr Butyrat aufkommen als andere Brotsorten.

Vollkorn-Knäckebrot auch für Senioren

Menschen in hohem Alter, deren Darmmuskulatur träge und deren Darmwände empfindlich geworden sind, sollten weniger Ballaststoffe in Form von Samen, ganzen Körnern, Flocken, anderem unbehandeltem Getreide oder auch frischem Vollkornschrotbrot aufnehmen, als allgemein für Erwachsene empfohlen wird. Der Anteil an den genannten Produkten sollte in solchen Fällen einem definitiv gut verträglichem Maß entsprechen. Mit Knäckebrot aus vollem Korn gibt es diesbezüglich allerdings kaum Schwierigkeiten. Knäckebrot ist wegen des speziellen Backverfahrens besonders bekömmlich.

Fett – der Dickmacher?

Für viele ist Fett der schlanken Linie wegen zum Reizwort geworden. Gerichte, die viel Fett enthalten, werden abgelehnt, und das ist ganz richtig so. Fett ist der Hauptdickmacher, und übermäßiger Fettverzehr wird für eine Reihe von Krankheiten verantwortlich gemacht. Trotzdem benötigt der Organismus etwas Fett. Laut DGE soll bis zu einem Drittel der täglichen Energieaufnahme (Kalorienanteil, nicht Gewichtsanteil) aus Fett stammen, das entspricht etwa 60 bis 70 Gramm Fett pro Tag.

Ein hoher Anteil an unlöslichen Ballaststoffen ist in Getreide, Obst und Gemüse enthalten. Die wichtigsten löslichen Ballaststoffe sind die Pektinstoffe, wie sie vor allem in Äpfeln vorkommen.

Essenziell = lebensnotwendig

Innerhalb der großen Gruppe der Fette gibt es Bestandteile, die der Körper nicht selbst synthetisieren kann, sondern unabdingbar mit der Nahrung aufnehmen muss. Eine dieser so genannten essenziellen Fettsäuren ist die zweifach ungesättigte Linolsäure. Der Fettanteil in Getreidekörnern ist gering und schwankt zwischen lediglich zwei und sieben Prozent. Somit muss man sich beim Verzehr von Getreideprodukten wie Knäckebrot keine Gedanken wegen der schlanken Linie machen. Außerdem besteht etwa die Hälfte des Getreidefetts aus Linolsäure, die wir im Gegensatz zu anderen Fetten, vorwiegend solchen tierischen Ursprungs, dringend benötigen. Gewebshormone wie entzündungshemmende Prostaglandine werden aus pflanzlicher Linolsäure oder anderen essenziellen Fettsäuren gebildet. Zellatmung, Zellteilung und Immunreaktionen der Körperzellen funktionieren ebenfalls nur, wenn der Organismus ausreichend mit solchen Fettsäuren versorgt wird. Und auch bei Cholesterinproblemen ist ein Fett mit reichlich Linolsäure oder anderen ungesättigten Fettsäuren tierischen Fetten, die einen hohen Anteil an gesättigten Fettsäuren enthalten, vorzuziehen.

Auf versteckte Fette achten

Die täglich erlaubte Menge von etwa 60 Gramm Fett ist schnell beisammen, da Fett nicht nur in Reinform wie Butter, Schmalz und Öl, sondern auch als so genanntes verstecktes Fett in der Nahrung vorliegt.

Zwei kleine Stückchen Sahnetorte à 100 Gramm liefern bereits 50 Gramm Fett, also nahezu den gesamten Tagesbedarf.

- Camembert: 60 Prozent in der Trockenmasse (35 absolut)
- Salami: 50 Prozent Fett
- Kartoffelchips: 40 Prozent Fett
- Käsesnacks: 38 Prozent Fett
- Waffeln mit Schoko: 34 Prozent Fett
- Nussgebäck: 28 Prozent Fett
- Sahnetorte: 25 Prozent Fett

Hochwertiges pflanzliches Eiweiß

Getreide enthält hochwertiges pflanzliches Eiweiß, wobei im Keimling und der Aleuronschicht biologisch wertvollere Proteine stecken als im Mehlkörper. Insgesamt schwankt der Proteingehalt von Getreidekörnern zwischen sieben und zwölf Prozent. Von allen Brotsorten weist Knäckebrot mit etwa 10 Gramm pro 100 Gramm am meisten Eiweiß auf. Roggen, der Grundstoff für die meisten Knäckebrotsorten, enthält einige Aminosäuren wie Lysin, Threonin und Valin, die in anderen Getreiden nur in geringeren Mengen vorhanden sind. Sie zählen zu den essenziellen Aminosäuren, also zu Eiweißbausteinen, die der Organismus nicht durch Umwandlung gewinnen kann, sondern die er mit der Nahrung aufnehmen muss. Es gibt aber auch eine Reihe essenzieller Aminosäuren, die nicht in Getreidekörnern zu finden sind, weshalb eine vollwertige Eiweißaufnahme nie ausschließlich aus Getreideprodukten stammen, sondern nur in Kombination mit anderen Lebensmitteln erreicht werden kann. Eine ausgewogene, vielfältige Mischkost aus Brot mit Obst, Gemüse, Fisch, Fleisch und Milchprodukten ist dafür die beste Wahl.

Was im Sprachgebrauch als Eiweiß bezeichnet wird, nennen Fachleute Proteine und umgehen dabei die Verwechslungsgefahr, die sich mit dem Eiklar des Hühnereis ergibt. Die Bausteine aller Eiweiße (Proteine) sind die Aminosäuren.

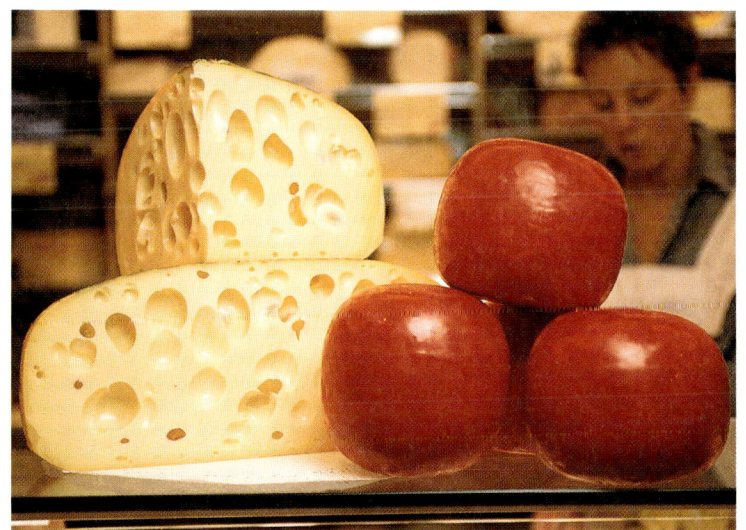

In einer ausgewogenen Ernährung sollte reichlich pflanzliches Eiweiß, wie es im Getreide enthalten ist, aufgenommen werden, ergänzt durch etwas tierisches Eiweiß, das weitere lebensnotwendige Aminosäuren liefert.

Vitamine und Mineralstoffe

Ohne Vitamine und Mineralstoffe würde unser Organismus nicht funktionieren, gäbe es überhaupt kein Leben. Was uns Vollkorn-Knäckebrot an solchen Wirksubstanzen zu bieten hat, ist deshalb außerordentlich beachtlich.

Vitamine

Vitamine (lat. vita = Leben) sind Wirkstoffe, die innerhalb unseres Organismus eine Vielzahl lebenswichtiger Funktionen ausüben. Sie sind an den meisten Stoffwechselvorgängen maßgeblich beteiligt und unverzichtbar für das Billionenheer unserer Körperzellen.

Die B-Vitamine

Der regelmäßige Verzehr von Vollkorn-Knäckebrot kann einen wichtigen Beitrag zur Vitamin-B-Versorgung leisten. Drei Scheiben Vollkornknäcke decken etwa zehn Prozent des normalen Tagesbedarfs. Ein erhöhter Bedarf besteht allerdings bei älteren Menschen, Schwangeren, Sportlern und Personen, die unter starkem Stress stehen.

Die B-Vitamine gehören zu den wasserlöslichen Vitaminen. Nach ihrem Verzehr werden sie relativ rasch wieder aus dem Körper geschleust. Deshalb müssen wir sie täglich neu aufnehmen. B-Vitamine gelten gemeinhin als Nervennahrung, erhalten aber auch Verdauungsapparat, Schilddrüse, Nieren, Herz, Gelenke, Haut, Augen und das Immunsystem gesund.

Eine Unterversorgung mit diesen Vitalstoffen kann die verschiedenartigsten Beschwerden und Erkrankungen zur Folge haben. Ursachen eines Vitamin-B-Mangels können darin liegen, dass etwa zu viel Alkohol, Kaffee oder zu viele Süßigkeiten aufgenommen werden. Von größerer Bedeutung dürfte jedoch sein, dass ein Hauptlieferant dieser Vitamine, die Randschichten und Keime von Getreidekörnern, bei der Herstellung von Weißmehlen verloren gehen. So enthält z. B. Weizenauszugsmehl fünfmal weniger Vitamin B 1 als Vollkornweizenmehl.

Da Brot aus Auszugsmehlen, polierter Reis und Weißmehlnudeln für viele die einzigen Getreideerzeugnisse sind, die auf den Teller kommen, ist ein Vitamin-B-Mangel in unseren Breiten ein häufig diagnostiziertes Phänomen. Wer zu wenig Vollkornprodukte (Roggen, Hafer, Reis, Weizen) verzehrt und auch andere Vitamin-B-Lieferanten (Sonnenblumenkerne, Früchte, Gemüse, Milch, Leber, Niere) nur selten isst, hat fast immer eine negative Vitamin-B-Bilanz aufzuweisen.

Nervennahrung Vitamin B 1 (Thiamin)

● Tagesbedarf: 1,1 bis 1,3 Milligramm

Dieses Vitamin benötigt unser Organismus, um Kohlenhydrate richtig zu verwerten. Beim Kohlenhydratabbau fällt Brenztraubensäure an, die Nerven- und Herzfunktionen beeinträchtigt. Vitamin B1 hilft als Baustein eines bestimmten Enzyms, die unerwünschte Säure abzubauen. Ein Mangel an Vitamin B1 ruft Wachstums- und Nervenstörungen hervor (Extremfall: Beri-Beri-Krankheit). Erste Anzeichen eines solchen Mangels können sein: depressive Verstimmungen, Konzentrationsmängel, Vergesslichkeit, Gereiztheit, Schlafstörungen, Ameisenkribbeln in den Gliedmaßen oder Herzrhythmusstörungen.

Vitamine sind empfindliche Substanzen. So zerstört etwa Lichteinwirkung binnen drei Stunden 75 Prozent des Vitamin-B2-Gehalts von Milch. Vollkorn-Knäckebrot kann zur Bedarfsdeckung beitragen.

Vitamin B 2 (Riboflavin) setzt Energien frei

● Tagesbedarf: 1,5 bis 1,7 Milligramm

Jede Körperzelle braucht Riboflavin. Es ist zentraler Teil zweier Enzyme, die für die Energieproduktion in den Zellen vonnöten sind, wenn Kohlenhydrate oder Fette verbrannt und in Muskelaktivität umgewandelt werden. Außerdem ist Riboflavin für das Sehen wichtig und daher in der Netzhaut des Auges in besonders hoher Konzentration vorhanden. Es bewahrt vor Linsentrübungen. Ein Riboflavinmangel wird vor allem bei älteren Menschen beobachtet. Erste Anzeichen dafür können sein: brennende, gerötete Augen, Entzündungen an der Zunge oder den Lippen, Schleimhautschäden oder nervliche Störungen.

Die Abwehr stärkendes Vitamin B 6 (Pyridoxin)

● Tagesbedarf: 1,6 bis 1,8 Milligramm

Pyridoxin ist Baustein von Enzymen, die insgesamt über 100 Aufgaben im Organismus erfüllen. Seine wichtigste Aufgabe ist, den Aminosäurestoffwechsel zu regeln, bei dem aus Nahrungseiweiß körpereigene Eiweißbausteine gewonnen werden. Ohne Vitamin B 6 würden wir unter Eiweißmangel bzw. einem Mangel an Aminosäuren leiden, die für Bindegewebe, Muskeln, Gehirn und Nerven unerlässlich sind. Vor allem für die Thymusdrüse, das Steuerungsorgan unseres Immunsystems, ist Vitamin B 6 von Bedeutung. Ein B 6-Mangel lässt die Thymusdrüse schrumpfen und unsere Krankheitsabwehr schwach werden. Eine ausreichende Versorgung mit Pyridoxin (und anderen B-Vitaminen) hilft auch Osteoporose und Arteriosklerose vorzubeugen, da diese Vitamine die Bildung von Homozystein erschweren, einem Eiweißabbauprodukt, das an der Entstehung dieser Krankheiten beteiligt ist. Ein Mangel an Vitamin B 6 zeigt sich u. a. in Immunschwäche, Hautveränderungen, Nervenentzündungen, Kreislaufstörungen und Arthritis.

Die im Text angegebenen Zahlen für den jeweiligen Tagesbedarf von Vitaminen und Mineralstoffen sind Durchschnittswerte. Sie beziehen sich auf Erwachsene, die einer leichten körperlichen Arbeit nachgehen. Schwangere und Stillende haben meist einen höheren Bedarf.

Glücksbringer Folsäure

● Tagesbedarf: ca. 0,3 Milligramm

Folsäure zählt ebenfalls zu den B-Vitaminen, genauer gesagt zum Vitamin-B2-Komplex. Folsäure erfüllt, wie die anderen B-Vitamine auch, mannigfaltige Aufgaben im menschlichen Organismus. Sie ist am Bau des Blutfarbstoffs Hämoglobin beteiligt, beugt Arteriosklerose vor und ist unerlässlich für unsere Körperzellen. Ohne Folsäure würde der Nukleinsäureaufbau in den Zellen nicht funktionieren. Die Nukleinsäuren sind Träger der Erbsubstanz und steuern Zellwachstum und Zellteilung. Folsäure ist auch für die Produktion von Serotonin und Noradrenalin wichtig, den Nervenreizstoffen, die unser Befinden unmittelbar beeinflussen. Serotonin beruhigt und verschafft uns einen erquickenden Schlaf. Noradrenalin ist eine Art körpereigenes Rauschmittel, das uns zu Gefühlen der Begeisterung verhilft. Beide Substanzen gelten als regelrechte Glücksbringer. Eine Unterversorgung mit Folsäure kann sich in mangelnder Lebensfreude, Schlafstörungen, Entzündungen oder Blutarmut (Anämie) zeigen.

Niazin

● Tagesbedarf: 13 bis 20 Milligramm

In vielen Nährwerttabellen von Lebensmitteln finden sich unter der Rubrik Vollkornprodukte auch Angaben zum Niazingehalt. In Vollkorn-Knäckebrot beispielsweise sind etwa 1,1 Milligramm pro 100 Gramm dieses lebenswichtigen Vitamins enthalten. Doch leider ist dies aus ernährungsphysiologischer Sicht irrelevant, da die beiden natürlichen Vorkommen des Vitamins – Nikotinsäure und Nikotinsäureamid – in Vollkorngetreide und auch in Mais nur in gebundener, für den Menschen nicht verwertbarer Form vorliegen. Wer etwa zum Erhalt von gesundem Gewebe auf eine ausreichende Zufuhr von Niazin zu achten gedenkt, ist auf andere Quellen (Fisch, Fleisch, Geflügel, Leber) angewiesen. Übrigens kann der Körper Niazin durch Umwandlung des Eiweißbausteins Tryptophan selbst herstellen.

Jungbrunnen Vitamin E

● Tagesbedarf: 12 bis 20 Milligramm

Vitamin E ist Bestandteil pflanzlicher Fette und bewahrt diese davor, ranzig zu werden bzw. zu oxidieren. Deshalb nennt man Vitamin E ein Antioxidans. Verzehren wir solche Fette wie das Keimöl von Getreidekörnern, entfaltet Vitamin E im Organismus denselben Effekt. Es schützt unsere Zellmembranen, die reichlich Fett enthalten, vor Oxidation durch aggressive Sauerstoffmoleküle (freie Radikale), die u. a. bei hohen Belastungen durch UV-Strahlen oder durch Umweltschadstoffe erzeugt werden. Fehlen Antioxidanzien, degenerieren die Zellen und können im schlimmsten Fall Krebsgeschwulste bilden. Vergleichsweise harmlosere Folgen eines Vitamin-E-Mangels sind Faltenbildungen, vorzeitige Alterserscheinungen, allgemeiner Leistungsabfall, Gedächtnisschwäche oder Gelenkbeschwerden. Vitamin E schützt nicht nur die Zellen, es beeinflusst auch den Stoffwechsel positiv und fördert die Durchblutung von Bindegewebe und Muskulatur.

Raucher, Sportler und vor allem Herzpatienten sollten wesentlich mehr Vitamin E zu sich nehmen als die empfohlenen 12 bis 20 Milligramm.

Mineralstoffe

Bei den Mineralstoffen unterscheidet man solche, die in erster Linie am Aufbau unseres Körpers beteiligt sind wie Kalzium, aus dem sich unsere Knochen bilden, und solche, die wie Eisen vor allem katalytische Funktionen ausüben, also notwendige Prozesse innerhalb unseres Organismus in Gang halten.

Magnesium – das Multitalent

* Tagesbedarf: ca. 300 Milligramm

Von allen essenziellen Mineralstoffen und Spurenelementen ist Magnesium in Vollkorn-Knäckebrot, in Bezug auf den Bedarf, am stärksten vertreten. Drei bis vier Scheiben Knäckebrot decken bis zu 35 Prozent des Tagesbedarfs.

Magnesium ist Bestandteil oder Partner von mehr als 300 Enzymen, Steuerungssubstanzen, die lebensnotwendige chemische Reaktionen im Organismus überwachen. Das betrifft die Verwertung von Kohlenhydraten, Eiweiß und anderen Mineralstoffen, die Hormonproduktion und nicht zuletzt diejenigen biochemischen Vorgänge, die für eine bessere Stimmungslage verantwortlich sind. Möglicherweise, so vermutet man heute, ist Magnesium eines der Schlüsselmineralstoffe des Lebens überhaupt. Unsere 70 Billionen Körperzellen würden ohne magnesiumhaltige Enzyme nicht funktionieren und zu einem geordneten Zusammenspiel nicht in der Lage sein.

Fitmacher Kalium

* Tagesbedarf: 2000 bis 3000 Milligramm

Kalium, das mit 510 Milligramm pro 100 Gramm besonders reichlich in Roggenkörnern zu finden ist, ist der wichtigste Gegenspieler von Natrium im Organismus, das wir meist überreichlich in Form von Kochsalz zu uns nehmen. Nur eine ausreichende Kaliumzufuhr garantiert, dass unser Zellgeschehen reibungslos abläuft und der gesamte Flüssigkeitshaushalt im Organismus ausgewogen ist. Zudem aktiviert Kalium die Mus-

> Magnesium ist für den Erhalt von Knochenmasse und Zahnschmelz und für die Reizübertragung von Nerven auf die Muskulatur wichtig. Das Mineral schützt vor Thrombosen und Herzinfarkt, indem es die Blutgerinnung hemmt. Zudem ist es am Immungeschehen beteiligt, wenn es gilt, Krankheitserreger abzuwehren. Magnesium braucht man für die Produktion von Adrenalin und Noradrenalin, mit deren Hilfe wir Stresssituationen bewältigen.

keln, wozu auch der Herzmuskel oder die Darmmuskulatur gehören. Vollkorn-Knäckebrot liefert mit 440 Milligramm Kalium pro 100 Gramm von allen Brotsorten bis auf Pumpernickel (454 Milligramm) am meisten Kalium. Wer bei körperlicher Anstrengung stark schwitzen muss, hat einen erhöhten Kaliumbedarf von bis zu 4000 Milligramm pro Tag.

Kalzium, in jedem Alter wichtig

● Tagesbedarf: ca. 1000 Milligramm

Kalzium ist der Baustoff für Knochen und Zähne. Es ist aber auch für Blutgerinnung, Nerven- und Muskelfunktionen nötig. Wird zu wenig Kalzium mit der Nahrung aufgenommen, entzieht der Organismus den Knochen die täglich notwendige Dosis mit der möglichen Folge einer Osteoporose. Die wichtigsten Kalziumlieferanten sind Milchprodukte. Vollkorn-Knäckebrot enthält zwar doppelt so viel Kalzium wie etwa Brötchen, doch leistet es nur einen geringen Beitrag zur Kalziumversorgung. Knäckebrot erzeugt aber aufgrund seines hohen Ballaststoffgehalts gesündere Darmverhältnisse, was nötig ist, damit der Körper das Kalzium aus anderen Nahrungsmitteln optimal verwerten kann.

Kalium kann regelrecht als Fitmacher bezeichnet werden; es vertreibt Müdigkeit und Gefühle der Niedergeschlagenheit. Regelmäßig ein Löffel gequollene Roggenkörner oder ein paar Scheiben Vollkorn-Knäckebrot aus Roggenmehl wirken belebend und kräftigend.

Ein ausgeglichener Mineralstoffhaushalt trägt wesentlich dazu bei, dass wir uns leistungsfähig und optimistisch gestimmt fühlen.

31

Blut bildendes Eisen

● Tagesbedarf: ca. 14 Milligramm (Schwangere 25 Milligramm) Anämie oder Blutarmut, eine zu geringe Zahl an roten Blutkörperchen, ist in den Industrienationen eine häufig zu beobachtende Folge einer Unterversorgung mit Eisen, vor allem bei Frauen. Das Mineral regt die Produktion roter Blutkörperchen im Knochenmark an, ist aber auch Bestandteil von Atmungsenzymen und damit wichtig für die Sauerstoffversorgung unserer Körperzellen. Knäckebrot ist das eisenreichste Brot.

Vier Scheiben Knäckebrot liefern mit ihren 2,4 Milligramm Eisen etwa 15 Prozent des Tagesbedarfs an Eisen. Fast die gleiche Menge findet sich auch in zwei Brötchen, die dafür aber doppelt so viele Kalorien haben.

Zink stärkt die Libido

● Tagesbedarf: 12 bis 15 Milligramm
Zink wird u. a. zur Wundheilung, Insulinproduktion und für das Immunsystem gebraucht. Auch der Nervenreizstoff Histamin, der für Gefühle der Zuneigung und Liebe verantwortlich ist, benötigt Zink. So manche Potenzstörung bzw. ein Mangel an Libido beruhen auf Zinkmangel. Ständige Müdigkeit, Antriebsschwäche, Infektanfälligkeit und ein gestörtes Geruchs- und Geschmacksempfinden können ebenfalls auf Zinkmangel beruhen. Wer bevorzugt Weißmehlprodukte verzehrt und auch andere zinkreiche Lebensmittel wie Austern, Leber, Eier oder Fleisch verschmäht, leidet nicht selten unter Zinkmangel. Drei Scheiben Vollkorn-Knäckebrot liefern bereits 10 bis 15 Prozent des Tagesbedarfs an Zink.

Mangel im Überfluss

So paradox es klingt, aber trotz eines Überflusses an Lebensmitteln in den Industrienationen herrschen in weiten Teilen der Bevölkerung regelrechte Mangelsituationen. Dies gilt vor allem für die Vitamine der B-Gruppe, Vitamin E und Beta Karotin sowie die Mineralien Kalzium, Magnesium, Eisen und Jod. Ein solcher Mangel kann verschiedene Ursachen haben. Zum einen kann es an einer einseitigen oder falsch zusammengestellten Kost liegen, die durch schlechte Auswahl und falsche Zubereitungsweisen der Lebensmittel zustande kommt. Oder es liegt an einer schleichenden Darmträgheit, die durch ein ständiges Zuviel an Essen, Kaffee und Alkohol verursacht werden kann. Denn ein träge gewordener Darm ist ein schlechter Futterverwerter.

Knäckebrot als Retter in der Not

Hier kann Knäckebrot helfen. Zum einen liefert es Vitamine und Mineralstoffe und sein hoher Ballaststoffgehalt schafft beste Verdauungsverhältnisse, was eine optimale Vitalstoffverwertung erst ermöglicht. Zum anderen trägt es zu einer gesunden Darmbewegung bei und hilft, sich länger satt zu fühlen.

Es sättigt gut

Hunger und Sättigung, die zwei gegensätzlichen Meldungen, die der Körper an das Gehirn weitergibt, unterliegen einem komplizierten Wechselspiel. Nicht nur das Essen, sondern auch bedrückende oder beglückende Gefühle sowie Stress haben einen Einfluss darauf, ob wir etwas essen wollen oder nicht. Wie schnell wir satt werden und wie lange wir dieses Gefühl behalten, hängt damit zusammen, was, wie schnell und wie viel wir essen. Da sich ein gutes Sättigungsgefühl erst nach 15 bis 20 Minuten einstellt, nehmen schnelle Esser wesentlich mehr Nahrung auf, als Leute, die das Essen genüsslich kauen. Da Knäckebrot gut eingespeichelt werden will, lässt man sich mit dem Herunterschlucken schon einmal Zeit. Für das gute Sättigungsgefühl sind auch seine Ballaststoffe verantwortlich. Durch ihre Quell- und Fülleigenschaften dehnen sie die Magenwand beträchtlich. Und gerade dieses Gefühl der Magendehnung ist ein wichtiges Signal für das Gehirn, die Mahlzeit zu beenden. Zudem halten die langkettigen Kohlenhydrate des Knäckebrots den Blutzuckerspiegel über längere Zeit gleichmäßig hoch, so dass man über längere Zeit Energie geliefert bekommt.

»Der Mensch lebt nicht vom Brot allein.« Diesen Bibelvers soll man wörtlich nehmen. Um ausreichend mit Vitalstoffen versorgt zu sein, bedarf es einer abwechslungsreichen, vielfältigen Lebensmittelzusammenstellung, in der Knäckebrot einen festen Platz einnehmen sollte.

Sekundäre Pflanzenstoffe

Das Augenmerk der modernen Ernährungswissenschaft richtet sich dank modernster Nachweismethoden zunehmend auf Sekundäre Pflanzenstoffe. Der Begriff »sekundär« soll dabei jedoch nicht abwertend sein, sozusagen nur die zweitwichtige Bedeutung ausdrücken, sondern aussagen, dass die Stoffe nicht primär zur Deckung des Energiebedarfs beitragen. Denn diese sind anders als Kohlenhydrate, Eiweiße oder Fette nicht am Aufbau einer Pflanze beteiligt, sondern fungieren als Farb- und Aromastoffe, Wachstumsregulatoren oder Abwehrstoffe der Pflanze. Sekundäre Pflanzenstoffe entfalten eine Vielzahl heilender und schützender Effekte im menschlichen Organismus. In der Fachwelt wird diese neue Sparte der Wissenschaft auch als Pharmakologie der Ernährung bezeichnet, da die Stoffe nur in geringsten Mengen vorkommen und pharmakologische Wirkungen ausüben. Allgemein bekannt sind z. B. die vor Herz-Kreislauf-Erkrankungen schützende Wirkung von Knoblauch oder die anregende Wirkung von Kaffee.

Inhaltsstoffe der Nahrung, die keinen Nährstoffcharakter haben, werden in der Wissenschaft als bioaktive Substanzen bezeichnet. Darunter versteht man sowohl die Ballaststoffe als auch Substanzen in fermentierten Lebensmitteln wie Joghurt und Sauerkraut und die Sekundären Pflanzenstoffe.

Wie wirken Sekundäre Pflanzenstoffe?

- antikanzerogen (Schutz vor Krebs)
- antimikrobiell (Schutz vor Krankheitserregern)
- antioxidativ (Schutz vor freien Sauerstoffradikalen)
- antithrombotisch (Schutz vor Blutgerinnseln)
- immunsystemstärkend (erhöht die Widerstandskräfte)
- entzündungshemmend
- blutdruckregulierend
- cholesterinspiegelsenkend
- blutzuckerregulierend
- verdauungsfördernd

Schützende Lignane

In der Fruchtschale des Roggenkorns und damit in Roggen-vollkorn-Knäckebrot finden sich reichlich Lignane, Sekundäre Pflanzenstoffe aus der Gruppe der Phytoöstrogene. Ihnen wird eine starke antikanzerogene Wirkung zugesprochen. Von vier bekannten Lignanen wurden bisher zwei eingehender in ihrer Wirkung auf den menschlichen Organismus untersucht. Unter Einfluss der Darmbakterien werden sie zu den Substanzen-Enterolakton und Enterodiol. Es zeigte sich, dass diese Substanzen Enzyme inaktivieren, die das Krebszellenwachstum fördern, und dass sie hemmend auf Krebs fördernde Östrogene einwirken. Eine ausreichende Versorgung mit Lignanen soll insbesondere vor Prostata-, Dickdarm- und Brustkrebs schützen. Noch ist nicht vollständig erforscht, wie die Lignane dies zuwege bringen. Aber nach gegenwärtigem Wissensstand wirken Lignane auf vielfältige Weise:

Prostatakrebs

In Bezug auf Prostatakrebs blockieren Lignane die Umwandlung des männlichen Geschlechtshormons Testosteron in Dihydrotestosteron. Dihydrotestosteron ist eine Substanz, die sich in der Vorsteherdrüse anreichert und Tumorbildungen entscheidend begünstigt. Im Tierversuch konnte die protektive Wirkung der Lignane bei Prostatakarzinomen bereits zweifelsfrei ermittelt werden. Diese Versuche zeigten auch, dass die Verfütterung von Roggenauszugsmehlen den geringsten Nutzen bei Prostatakarzinomen hatten, wohingegen Roggenkleie mit allen Bestandteilen des vollen Korns das Krebswachstum am stärksten hemmte.

Brustkrebs

Eine ähnlich enzymhemmende Wirkung der Lignane wird auch in Zusammenhang mit Brustkrebs angenommen. Hier blockieren die Getreidebestandteile ein Enzym namens Aromatase, das

»Eine hohe Zufuhr von Sekundären Pflanzenstoffen, womöglich in isolierter Form, kann nicht vor Krebs schützen oder gar die Krankheit heilen. Ergebnisse aus zahlreichen tierexperimentellen und klinischen Studien lassen lediglich den Schluss zu, dass der häufige Verzehr von Lebensmitteln, die Substanzen mit antikanzerogener Wirkung enthalten, zu einer Risikoverminderung führt«. (Watzl, Leitzmann)

Statistisch gesehen, begünstigt eine ballaststoffarme und fettreiche Ernährung bei heranwachsenden Mädchen ein frühes Einsetzen der ersten Menstruation. Dieses wiederum soll das Brustkrebsrisiko erhöhen. Umgekehrt lässt sich sagen: Eine lignan- und ballaststoffreiche, dagegen fettarme Ernährung vor dem Einsetzen der ersten Regel senkt das Brustkrebsrisiko.

das Brustkrebszellenwachstum vorantreibt. Statistisch zeigte sich, dass Frauen, die nur geringe Lignanwerte im Blut und in den Ausscheidungen aufweisen, ein höheres Brustkrebsrisiko haben. Dies erbrachten eine Reihe von Untersuchungen etwa australischer Wissenschaftler, die den Gehalt an Phytoöstrogenen wie Lignanen im Blut und Urin von 290 Frauen untersuchten. 50 Prozent davon waren erst vor kurzem an einem Mammakarzinom erkrankt, die andere Hälfte nicht. Im Vergleich der Phytoöstrogenkonzentrationen schnitten die Erkrankten durchweg schlechter ab. Da andere Einflüsse auf das Brustkrebsrisiko wie Alter, Alkoholkonsum oder Kinderzahl in der Untersuchung mitberücksichtigt wurden, ist offensichtlich eine getreidearme Ernährungsweise für die erhöhte Brustkrebsrate verantwortlich oder zumindest mitverantwortlich.

Dickdarmkrebs

Dass Lignane auch Dickdarmkrebs vorbeugen können, begründet die Wissenschaft mit folgenden Argumenten: Darmkrebszellen verfügen über Östrogenrezeptoren. Werden diese von Östrogenen besetzt, kann es zu Krebswucherungen kommen. Auch die Lignane können aber die Andockstellen für Östrogene besetzen und so verhindern, dass die Krebszellen von den Hormonen in ihrem Wachstum angeregt werden. Die endgültige Klärung dieser Zusammenhänge soll derzeit im Rahmen eines EU-Projekts erbracht werden.

Diskutiert wird auch, ob die Umwandlung von harmlosen primären Gallensäuren in sekundäre, kokarzinogen wirkende Gallensäuren nicht die eigentliche Ursache für Dickdarmkrebs sei. Hierzu konnte im Tierversuch nachgewiesen werden, dass Phytoöstrogene wie Enterolakton das Enzym hemmen, das für diese Umwandlungsprozesse verantwortlich ist.

Lignane bilden in Nahrungspflanzen die Ausgangssubstanz für Lignin, jenem Stoff, der für die Bildung von Zellwänden benötigt wird. Viel Lignin ist in der Aleuronschicht des Weizens, und damit in Weizenkleie enthalten.

Antioxidanzien

Es fanden sich auch Anzeichen dafür, dass Lignane als Antioxidanzien, als Schutz vor freien Sauerstoffradikalen, fungieren.

Der Schutz vor solchen aggressiven Sauerstoffmolekülen ist für die allgemeine Krebsprophylaxe von Bedeutung, sorgt zudem für schöne Haut, beugt Faltenbildungen vor und verhindert, umgangssprachlich ausgedrückt, dass wir »rosten«.

Herz-Kreislauf-Erkrankungen

Lignane wirken sich positiv auf Herz-Kreislauf-Erkrankungen aus. Dies zeigte u. a. eine finnische Studie, wonach der tägliche Verzehr von drei Scheiben Roggenvollkornbrot bei älteren Männern das Herzinfarktrisiko um 17 Prozent senkte.

Lignane bleiben beim Backen erhalten

Lignane überstehen meist auch hohe Temperaturen. Im Knäckebrot mit seiner kurzen Backdauer sind sie jedenfalls noch in vollem Umfang vorhanden. Das bewiesen Studien der Universität von Helsinki. Wer jedoch Antibiotika einnehmen muss, wird möglicherweise auf den Schutz der Lignane verzichten müssen. Denn Antibiotika können die physiologisch nötige Umwandlung der Lignane während der Verdauung blockieren.

Leinsamen enthalten bis zu 800 Milligramm Lignan pro Kilogramm. Sicherlich wird man deshalb Leinsamen nicht löffelweise essen, doch als Bestandteil von Frühstücksmüsli oder auch Mehrkornbroten sollte man ihn regelmäßig verzehren.

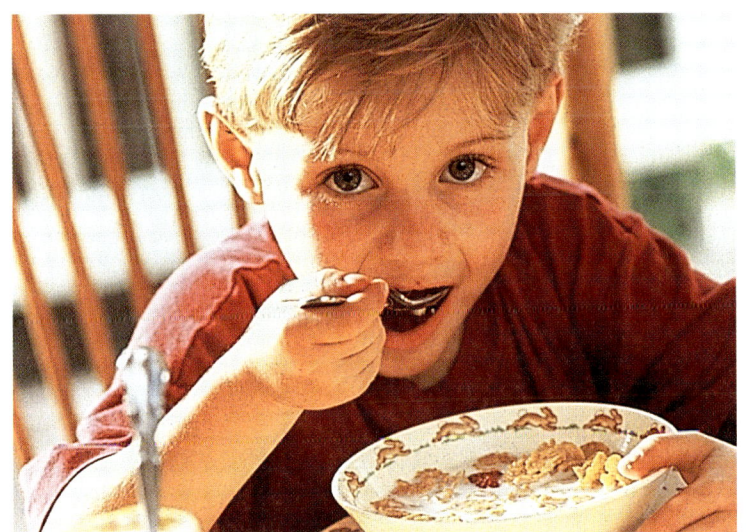

Wer bereits in jungen Jahren regelmäßig Vollkornflocken oder auch Leinsamen isst, trägt dazu bei, sich vor Krebs- und Herz-Kreislauf-Erkrankungen zu schützen.

Ernährungsgewohnheiten im Vergleich

Die asiatische Kost ist nicht nur geschmacklich sehr abwechslungsreich, sondern auch ernährungsphysiologisch zu empfehlen. Reis, Sojabohnen und viel Gemüse werden meist fettarm zubereitet und versorgen den Organismus mit wichtigen Vitalstoffen.

Eine schwedisch-finnische Studie von 1993 (Umea University Schweden, University of Helsinky) ging der Frage nach, ob ein statistischer Zusammenhang zwischen Lignanen im Blut, Ernährungsgewohnheiten in verschiedenen Ländern und den Krebsraten besteht. Verglichen wurde die ländliche Bevölkerung Finnlands mit Städtern aus Boston/USA und Japanern. Die Untersuchungsergebnisse ließen Folgendes erkennen: Bei den Finnen und Japanern war eine niedrigere Krebsrate zu verzeichnen als bei den Bewohnern Bostons. Und, der Lignangehalt im Blut der Finnen war höher als der der Amerikaner, weil die finnische Bevölkerung wesentlich mehr Roggenprodukte in Form von Knäckebrot zu sich nimmt. Die Japaner wiederum, die bei der Brust-, Prostata- und Darmkrebsrate sogar noch besser als die Finnen abschnitten, zeigten zwar keine nennenswerten Lignanwerte, dafür enthält ihre übliche Kost aber den Lignanen sehr ähnliche Phytoöstrogene, so genannte Isoflavonoide, die eine den Lignanen vergleichbare Wirkung im menschlichen Organismus entfalten. Diese Substanzen sind u. a. in Reis und Sojabohnen enthalten, der Basis der fernöstlichen Ernährung.

Ungeahnte Quellen

Ernährungswissenschaftlich besonders interessant war bei dieser und anderen Studien, dass der gemessene Lignangehalt des Bluts oder des Urins bei den Versuchspersonen sieben- bis zehnmal höher ausfiel, als von der Nahrungsaufnahme her zu erwarten gewesen wäre. Die Versuchspersonen ernährten sich u. a. von Roggenprodukten oder Beeren bzw. Wurzelgemüsesorten, die ebenfalls Lignane liefern. Offensichtlich befinden sich in diesen Lebensmitteln, allen voran im Roggen, noch viele bisher unbekannte Vorläufersubstanzen, die dann unter Einfluss der Darmflora zu vor vor Krebserkrankungen schützenden Lignanen werden.

Roggen für die Potenz

Roggen, der Ausgangsstoff für Knäckebrot, macht in den letzten Jahren nicht nur wegen seiner Krebs vorbeugenden Wirkung von sich reden. Möglicherweise wird der Roggen auch bald zum Konkurrenten für Viagra. Auf einem Wissenschaftssymposium in Bovenau (1997) wurde von einer Versuchsreihe mit einem Extrakt aus Roggenpollen berichtet. 134 Männer jenseits der 60 mit erheblichen Potenzproblemen nahmen das natürliche Mittel sechs Monate lang ein. Zwei Drittel der Männer erlebten daraufhin »einen starken Aufwärtstrend« in ihrem Sexualleben, wie es in der Zeitschrift »Natur & Heilen« formuliert wurde. Diese Beobachtung kann man sicherlich nicht direkt auf Knäckebrot übertragen, doch allein der Gedankenansatz ist schon ein paar Zeilen und ein Schmunzeln wert.

Knäcke für Einsteiger ins Vollkornreich

Ernährungsphysiologisch gesehen sind Vollkornprodukte denen aus Auszugsmehlen vorzuziehen. Dies gilt für Brot, Backwaren, Reis und Nudeln. Doch wer jahrelang vorwiegend an Weißbrot, Brötchen, Weißmehlnudeln oder polierten Reis gewöhnt war, sollte trotz neuer Einsicht nicht gleich radikal auf die Kraft des vollen Korns setzen. Das Verdauungssystem muss sich allmählich an ein verändertes Ernährungsverhalten gewöhnen. Wer zu rasch auf Vollkornprodukte umsteigt, riskiert vorübergehend Durchfall, Blähungen und andere Verdauungsbeschwerden. Da empfiehlt sich ein sanfter Einstieg mit ein, zwei Scheiben Vollkorn-Knäckebrot zum Frühstück. Erst mit der Zeit weitere Vollkornprodukte hinzunehmen, bis eine gute Verträglichkeit gewährleistet ist. Wer nach drei Monaten noch Verdauungsprobleme mit Speisen auf Vollkornbasis hat, sollte darauf verzichten.

Wer sich erst langsam an Knäckebrot gewöhnen möchte, der kann es über das Paniermehl versuchen. Dafür einfach ein paar Knäckebrotscheiben in eine Plastiktüte füllen und mit einem Teigroller zerdrücken. Die Brotbrösel können als Zutat für Panaden dienen.

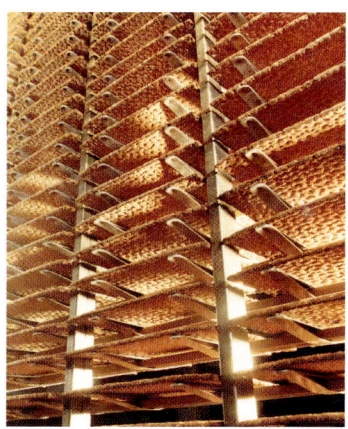

Das Nachtrocknen der fertig gebackenen Knäcke-brotplatten ist die wich-tigste Voraussetzung für die lange Haltbarkeit des Brots.

Die Herstellung von Knäckebrot

Knäckebrot wird im Prinzip heute noch genauso wie vor rund 500 Jahren gebacken. Allerdings bedient man sich jetzt moderner Produktionshilfen. Der Herstellungsprozess wird von Computern gesteuert und ist weitgehend vollautomatisiert. Das hat nicht nur die Produktionsmengen gegenüber früheren Zeiten erhöht, sondern gewährleistet auch stets gleichbleibende Qualität. Sorgfältig ausgewählte natürliche Rohstoffe, eine schonende Vermahlung des Getreides, überlieferte schwedische Rezepturen und ein spezielles Backverfahren, das die hitzeempfindlichen Vitamine weitgehend erhält, sind bei der Massenproduktion von Knäckebrot ebenfalls garantiert. Dafür sorgen regelmäßige Kontrollen.

400 Roggenkörner pro Scheibe

Wichtigstes Getreide für das Backen von Knäckebrot ist der Roggen. Stets ist es nur das volle Korn, das ein Höchstmaß an Kohlenhydraten, Eiweiß, Vitalstoffen und vor allem Ballaststoffen aufweist. Die meisten Knäckebrote sind Vollkornbrote. In einer einzigen Scheibe Vollkorn-Knäckebrot sind ungefähr 400 Roggenkörner verbacken.

Säe gutes Korn, so erhältst du gutes Brot

Den Grundstein für hochwertiges Knäckebrot legen bereits die Landwirte. Die Knäckebrothersteller achten auf eine möglichst hochwertige Getreidequalität, die aber nicht zu Lasten der Umwelt gehen soll. Alle Landwirte, die Getreide in den Mühlen anliefern, haben sich dazu verpflichtet, auf Fungizide (Pilzbekämpfungsmittel), Insektizide (Substanzen gegen Schädlingsbefall),

In allen Schritten der Verarbeitung – vom rohen Getreide bis zum fertigen Brot – wird sorgsam darauf geachtet, dass möglichst wenig von den kostbaren Inhaltsstoffen des vollen Korns verloren geht.

Herbizide (Unkrautbekämpfungsmittel) und Klärschlamm weitest gehend zur Düngung zu verzichten. Besonderes Fingerspit-
zengefühl müssen die Bauern bei der Bestimmung des bestmög-
lichen Erntezeitpunkts beweisen. Geerntet werden soll, wenn
die Inhaltsstoffe des Roggenkorns am reichhaltigsten sind. Bei
der Qualitätsbewertung des Getreides vor dem Vermahlen wird
u. a. auch die Enzymaktivität gemessen. Je weniger weit die
enzymatische Umwandlung der Stärke im Getreidekorn in
Zuckerstoffe fortgeschritten ist, umso besser sind die Backeigenschaften und umso geeigneter ist das Getreidekorn.

Das Mahlen

In der Mühle wird das frisch gedroschene Rohgetreide vorsor-
tiert, mittels starker Luftströme belüftet und in mehreren
Arbeitsgängen gründlich gereinigt. Strohteile, Steinchen, Staub,
Mutterkorn, Unkrautsamen etc. werden dabei entfernt. Danach
erfolgt eine schonende Trocknung bei niedrigen Temperaturen.
All diese Maßnahmen dienen der so genannten Kornhygiene,
die sich später im Gesundheitswert des fertigen Brots wider-
spiegelt. Bis zum Vermahlen kommt das Getreide in große Silos,
die regelmäßig gelüftet werden. Dort kann es über Monate gelagert werden – schließlich ist nur einmal im Jahr Ernte.
Das Vermahlen selbst geht in langsam laufenden Mahlstühlen
mit besonders großem Zylinderdurchmesser vor sich. Schnell-
laufende Mahlwerke würden das Mahlgut stark erwärmen und
damit seine Qualität beeinträchtigen. Beim Mahlvorgang werden die einzelnen Getreidebestandteile (Keim, Mehlkörper,
Schalen) voneinander getrennt. Der Ausmahlungsgrad be-
stimmt, welche Kornbestandteile in das Mehl übergehen. Das
Mahlgut wird dann in einzelnen Stufen, den so genannten Passagen, ausgesiebt. Roggen durchläuft 8 bis 15 solcher Passagen,
Weizen 12 bis 25. Für Vollkornmehl werden alle während der
Vermahlung gewonnenen Passagen wieder zusammengemischt,
so dass alle Inhaltsstoffe erhalten bleiben.

**Keimlinge und Randschich-
ten, die wertvolles Eiweiß,
Fettbestandteile, Vitamine
und Spurenelemente ent-
halten, werden beim Mahlen
bewahrt, womit das aroma-
reiche, ernährungsphysio-
logisch hochwertige
Vollkornmehl entsteht.**

Die Teigzubereitung

Um Nährstoffverluste vom Mehl durch langfristige Lagerung auszuschließen, wird für den Teig stets tagfrisch vermahlenes Getreide verwendet. Das Vollkornmehl wird mit ausgewähltem Wasser (bei Milchknäcke: frischer Milch), Salz und je nach Brotsorte Hefe oder speziellen Gewürzen zu einem recht weichen Teig angerührt. Anschließend wird der Teig gelockert. Und das ist der Punkt, an dem sich die Knäckebrotherstellung in zwei Verfahren teilt. Bei Kaltbroten wird die Lockerung mittels kalter Luft, bei Warmbroten durch Hefegärung erreicht. Durch die Teiglockerung können sich die Aromastoffe richtig entfalten, und der Teig gewinnt an Volumen.

Kaltbrote

Ein Zufall in einer kalten Winternacht vor langer, langer Zeit wollte es, dass Knäckebrot als Kaltbrot erfunden wurde.

Bei Kaltbroten wird der Teig von Raumtemperatur auf nahe 0 °C heruntergekühlt und durch das Einschlagen von kalter Luft gelockert. Diese Backtechnik geht der Überlieferung zufolge auf einen Zufall zurück. Während des Winterfeldzugs des Schwedenkönigs Karl XII. im Jahr 1709 soll in der Feldbäckerei einmal die Hefe ausgegangen sein, und es blieb nichts anderes übrig, als das Brot ohne Hefe zu backen. Der Teig war bereits fertig, als plötzlich ein heftiger Schneesturm durchs Lager fegte. Da die Soldaten hungrig waren, wurde, gleich nachdem sich der Sturm gelegt hatte, der eisgekühlte Teig im Feuer gebacken. Entgegen allen Erwartungen geriet das Knäckebrot besonders locker und schmeckte ganz köstlich. Dieses zufällig entstandene Backverfahren ist bis heute beibehalten worden. Es wird vor allem für die dünnen, mürben Knäckebrote, wie etwa Milchknäcke und helles Roggenknäckebrot, angewendet.

Warmbrote

Die Teiglockerung bei Warmbroten erfolgt durch die Zugabe von Hefe und die darauf folgende Hefegärung im Warmen, bei der eine Volumensteigerung des Teigs durch die sich vermehrenden Hefezellen erreicht wird. Sie produzieren bei ihrer Vermehrung u. a. Kohlendioxid, das den Teig aufgehen lässt. Warmbrote sind die dicken, extra knusprigen Knäckebrot-Sorten wie Sesam-Knäcke oder dunkles Vollkorn-Knäcke. Vollkornmehl ist ein idealer Nährboden für die Hefezellen, weil es den Mikroorganismen im Vergleich zu Auszugsmehlen mehr lösliche Nährstoffe bietet. Der Hefeteig wird für einige Minuten intensiv geknetet und darf dann zwei Stunden ruhen; man spricht dabei von Vorgärung. Anschließend wird er ausgewalzt, gelocht und unterzieht sich auf so genannten Gärstraßen einer Nachgärung von 45 Minuten. Wärme beschleunigt diese biologischen Vorgänge. Am Ende des Gärprozesses ist der Teig sichtlich gelockert und doppelt so hoch wie am Anfang.

So kommen die Löcher ins Knäckebrot

Das Formen des Teigs ist bei Kalt- und Warmbroten identisch. Der Teig wird zwischen speziellen Walzen flach gedrückt, und es entstehen lange Teigteppiche von eineinhalb Meter Breite. Falls etwa Sesamkörner oder andere Geschmacksgeber vorge-

Wer auf Kalorien achten muss und moniert, dass die Löcher im Knäckebrot zu viel Brotaufstrich wie etwa Butter, Streichkäse oder Leberwurst schlucken, dreht das Knäckebrot einfach um und bestreicht es auf der glatten Seite.

Knäckebrot wird in modernen Durchfahröfen in nur 7 Minuten äußerst schonend gebacken – das garantiert die weitest gehende Erhaltung der Vitamine und des Eiweißes.

Das Lochmuster ist bei jeder Knäckebrotsorte unterschiedlich. Es gibt kleine flache Löcher, große tiefe und auch Rautenmuster.

sehen sind, werden diese jetzt aufgestreut. Automatische Zapfenwalzen stanzen dann das charakteristische Lochmuster in den Knäckebrotteig. Früher verwendeten die schwedischen Bauern und Kleinbäcker dafür eine Art Nudelholz mit hervorstehenden Zapfen. Das Auswalzen und die Löcher vergrößern die Teigoberfläche. Das ermöglicht beim Backen eine intensivere Hitzeeinwirkung auf den gesamten Teig und eine extrem kurze Backzeit. Darüber hinaus kann die im Teig eingeschlossene Luft schneller entweichen. Ehe der Teig in den Ofen kommt, wird er in Platten geschnitten, so genannte Kuchen, deren Größe in der Regel acht Scheiben Knäckebrot umfasst. Nach Bedarf werden die Teigplatten kurz mit Wasser besprüht, um die aufgestreuten Körner an den Teig zu binden.

Das Backen – fertig in sieben Minuten

Der Backvorgang beim Knäckebrot unterscheidet sich in wesentlichen Punkten von dem bei Laibbroten und ist mitverantwortlich für den unverwechselbar milden, gleichzeitig aber ausdrucksvollen Geschmack. Der Hauptunterschied besteht in

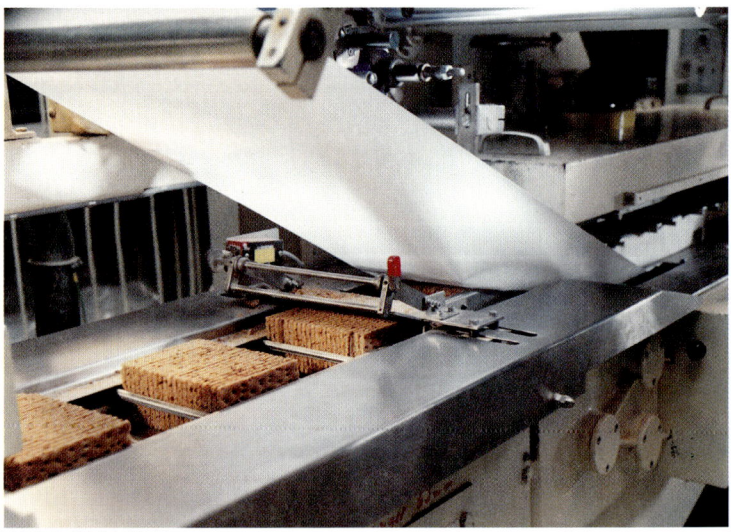

In rechteckige Scheiben geschnitten wird das Knäckebrot portionsweise in spezielles Papier eingeschlagen, worin es bis zum Verzehr seine Knusprigkeit behält.

der Backzeit. Während die voluminösen Brotlaibe 50, 90, mitunter sogar bis zu 120 Minuten im Ofen bleiben, ist der flach ausgewalzte Knäckebrotteig in nur sieben Minuten knusprig durchgebacken. Moderne Großöfen in Knäckebrotbäckereien können 100 Meter lang sein. Man nennt sie Durchfahröfen, weil das Backgut auf Rasterbändern durch sie hindurchgefahren wird. Zu Beginn des Backprozesses liegen die Temperaturen kurz bei 300 °C und fallen dann auf 200 °C ab, wobei die Temperatur im Teig infolge der kurzen Backzeit nie 100 °C übersteigt. Durch diese Backmethode werden die Einbußen bei den hitzeempfindlichen Vitaminen des vollen Korns so gering wie möglich gehalten. Auch die Qualität des Getreideeiweißes wird kaum gemindert.

Nachtrocknen

Am Ende des Backvorgangs hat Knäckebrot nur noch einen Wasseranteil von 10 bis 20 Prozent. Beim anschließenden Nachtrocknen (bei etwa 50 °C) entweicht die Feuchtigkeit bis auf einen Restanteil von sieben Prozent. Damit hat Knäckebrot von allen Brotsorten den geringsten Wassergehalt und ist auf natürliche Weise haltbar. Der Einsatz von Konservierungsstoffen ist nicht nötig. Zum Vergleich: Normales Laibbrot besteht zu 35 bis 50 Prozent aus Wasser. Ohne Konservierungsstoffe siedeln sich in dem feuchten Milieu leicht Mikroorganismen wie Schimmelpilze an, die giftige Stoffwechselprodukte ausscheiden können.

Kontrollieren und verpacken

Das fertig gebackene Brot wird abschließend von erfahrenen Prüfern stichprobenartig auf Aussehen, Gewicht, Mürbigkeit und Geschmack hin kontrolliert. Wenn das Brot ganz ausgekühlt ist, durchläuft es eine automatische Sägeanlage, die jeden »Kuchen« in acht rechteckige Scheiben zerteilt. Zum Schluss werden jeweils etwa 20 Scheiben Knäckebrot automatisch in einen Papierbeutel gefüllt und abgepackt.

Knäckebrot kann etwa zehn bis zwölf Monate gelagert werden, vorausgesetzt, es wird nicht mit anderen Brotsorten zusammen aufbewahrt. Die Feuchtigkeit in Laibbroten kann sich auf das Knäckebrot übertragen, und dieses verliert dann seine Knusprigkeit. Optimal sind spezielle Brotdosen, die im Handel erhältlich sind.

Das Sortiment

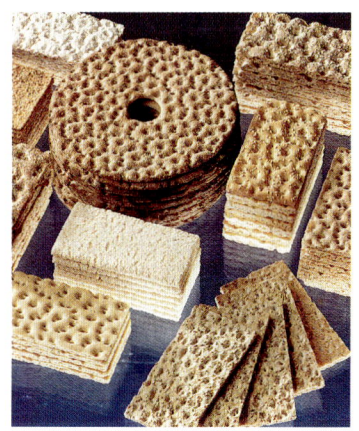

Brotvielfalt – von rund bis eckig, von dünn bis dick, von hell bis dunkel – hier ist für jeden Geschmack etwas dabei.

Es ist kein leichtes Unterfangen, alle erhältlichen Knäckebrotsorten in ihrer genauen Zusammensetzung vorzustellen. Jede Herstellerfirma hat ihre eigenen Rezepturen, was die Mischungsverhältnisse der einzelnen Inhaltsstoffe zueinander betrifft. Wer also nach exakten Daten Ausschau hält, der möge sich die Zutatenlisten und Nährwertangaben auf den einzelnen Packungen ansehen. Dennoch kann man das Sortiment anhand der verarbeiteten Getreidearten beschreiben.

Dunkles Roggenknäckebrot

Hergestellt aus Roggenvollkornmehl, Salz und Hefe, werden sowohl extra dünnes Roggenknäcke als auch dickere Vollkornknäcke-Sorten angeboten. Würziger ist ein mit Natursauerteig hergestelltes, dunkles Roggenknäckebrot. Auch gibt es runde, gewürzte Knäckebrote.

Helles Roggenknäckebrot

Die helleren Varianten aus Roggenvollkornmehl werden mit entrahmter Frischmilch ohne Triebmittel gebacken. Im Handel wird es unter der Bezeichnung Milch- oder Mjölkknäcke angeboten. Dieses leichteste Knäckebrot ist ein typisches Kaltbrot.

Weizenknäckebrot

Das knusprige Brot wird aus Weizenvollkornmehl, pflanzlichem Öl, Zucker und mit Sesam, Zimt oder Mohn hergestellt. In manchen Sorten ist teilweise oder ausschließlich Weizen-Auszugsmehl enthalten. Als Triebmittel dient Hefe.

Haferknäckebrot

Ein ideales Brot für Cholesterinbewusste mit löslichen und unlöslichen Ballaststoffen. Außer Hafervollkornmehl und Hafer-

Jede Knäckebrotsorte hat ihren typischen Eigengeschmack – von mild und nussig bis herzhaft-würzig. Die helleren Sorten werden gern mit Süßem kombiniert, auf die dunkleren passt sehr gut ein pikanter Belag. Eine breite Produktpalette bietet für jeden – Gesundheitsbewusste wie auch Gourmets – das Richtige.

flocken enthält es Weizenmehl, Roggenmehl, Natursauerteig, Hefe, Magermilch, pflanzliches Öl, Backtriebmittel sowie die notwendige Menge Salz.

Ballaststoffknäckebrot

Dies ist ein helles Roggenvollkornbrot, das zusätzlich mit etwa 24 Prozent Ballaststoffen wie Weizenspeisekleie, Sesamsaat, Weizenkeimen oder Weizenfasern angereichert ist.

Mehrkornknäckebrot

Meist handelt es sich um herzhaft-kräftiges Vierkornknäckebrot aus Roggenvollkornmehl, Weizenvollkornmehl, Hafervollkornmehl, Haferflocken und Gerstenmehl. Außer Hefe enthält es Salz und Aromastoffe.

Müsliknäckebrot

Ein spezielles Knäckebrot, das meist aus den vier Getreidesorten Weizen, Hafer, Roggen und Gerste sowie Fruchtbestandteilen besteht. Das Rautenmuster im Müsliknäcke dient dazu, dass man es, fürs Müsli, rasch und sauber in kleine Stückchen zerbrechen kann. Seine Inhaltsstoffe sind: Vollkornmehl von vier Getreidesorten, pflanzliches Öl, Fruchtsaftkonzentrat, Salz, Flocken von schwarzen Johannisbeeren und Aromastoffe.

Das leidige Salz

Ohne Salz kann man kein Roggenbrot backen. Der Teig bliebe sitzen, wie die Bäcker sagen. Außerdem verleiht Salz dem Brot erst die rechte Würze und eine schöne Bräunc. Für viele von uns ist jedoch wichtig, den Salzkonsum zu drosseln. Denn zu viel Salz (Natriumchlorid NaCl) erhöht den Blutdruck und trocknet Gewebe und Körperzellen aus. Man sollte höchstens acht bis zehn Gramm Kochsalz pro Tag verzehren. Dieser Wert ist schnell überschritten, denn zahlreiche Lebensmittel wie etwa Käse, Fertigbackwaren und Fertigprodukte enthalten viel Salz.

Vollkorn-Knäckebrot schneidet bezüglich des Salzgehaltes besser ab als alle anderen Brote. Das verdankt es seinem hohen Kaliumgehalt. Denn die Salzzufuhr muss immer in Relation zur Kaliumzufuhr gesehen werden. Kalium entfaltet im Organismus den gegenteiligen Effekt von Natrium, dem Hauptbestandteil von Kochsalz. Das Verhältnis von Natrium zu Kalium beträgt bei Vollkorn-Knäckebrot 1:1, bei anderen Broten nur 1:0,2 bis 1:0,5.

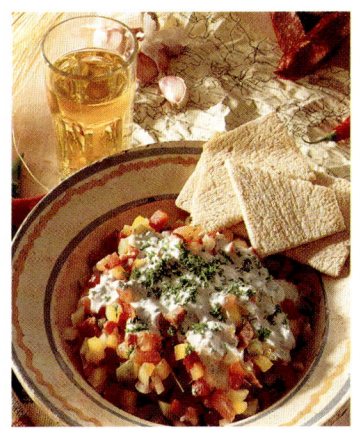

Knäckebrot muss nicht immer belegt werden, es kann genauso gut auch eine knusprige Beigabe zu bunten, würzigen Salatspezialitäten sein.

Knäckebrot bricht weniger leicht, wenn man es auf einem flachen Holzbrettchen oder auf einer zweiten Knäckebrotscheibe bestreicht.

Rezepte rund ums Knäckebrot

Denkt man an Rezepte mit Knäckebrot, fallen einem zuerst einfach oder mehrfach belegte Knäckebrote ein. Geeignete Brotbeläge sollen deshalb hier die Phantasie aller Genießer ankurbeln. Daneben gibt es eine ganze Reihe von Köstlichkeiten zu entdecken, die weit über das hinaus gehen, was man als das typisch deutsche Abendbrot kennt. Süßschnäbel, Vegetarier, Liebhaber von Fisch und Fleisch, Anhänger indischer, italienischer oder mexikanischer Geschmacksrichtungen werden ihre Gaumenfreude daran haben.

Mit dem knusprigen Schwedenbrot lässt sich aber noch eine Menge mehr zaubern, was man ihm auf den ersten Blick gar nicht ansieht. Etwa ein nahrhaftes Knäckemüsli, ein Kalter Hund aus Weizenknäcke oder eine Knäckebrotpizza, wenn überraschend Gäste kommen. Und als Tipp für die nächste Party: Mit Knäckebrot lässt sich auch hervorragend dippen.

Alle hier vorgestellten Gerichte sättigen aufgrund der vollwertigen Zutaten, sind aber trotzdem »schlanke« Rezepte, wie aus den Kalorienangaben hervorgeht.

Raffiniert belegte Brote

Fein belegte Knäckebrote können als Auftakt zu einer größeren Mahlzeit dienen oder zum Frühstück, Abendbrot bzw. als Zwischenmahlzeit gereicht werden. In skandinavischen Haushalten wird gerne eine große Platte bunt belegter Knäckebrote angeboten, wenn sich abends Freunde und Bekannte ein Stelldichein geben. Der Vorteil dabei ist, dass man viele verschiedene Beläge nebeneinander anbieten kann.

Fleischlos glücklich

Für Vegetarier bietet Knäckebrot die ideale Grundlage, um frische Zutaten köstlich miteinander zu kombinieren. Ob mit Obst oder Gemüse, mit Quark oder Käse – Anregungen für die fleischlose Küche kommen aus allen Ecken der Welt. Probieren Sie ruhig einmal neue Kombinationen aus, und lassen Sie sich angenehm überraschen.

Frühstücksknäcke

1 Das Obst waschen, putzen, nach Bedarf schälen und in mundgerechte Stücke schneiden.

2 Den Hüttenkäse mit dem Honig verrühren. Die vorbereiteten Fruchtstücke unterheben. Die Mischung auf die Sesamknäcke verteilen.

3 Die Pistazien hacken und über die belegten Knäckebrotscheiben streuen.

Pro Portion
784/187 kJ/kcal • 11 g Eiweiß
6 g Fett • 21 g Kohlenhydrate
2 g Ballaststoffe
10 mg Cholesterin

Für 4 Portionen
- 4 Scheiben Sesamknäckebrot
Belag:
- 200 g frisches Obst (z. B. Erdbeeren, Kiwi, Melone, Birne)
- 250 g Hüttenkäse
- 2 EL Honig
- 2 EL Pistazienkerne

■ *Zubereitungszeit: 10 Minuten*

Camembertcreme

1 Die Tomaten mit kochendem Wasser überbrühen, abziehen und das Fruchtfleisch klein schneiden. Einige Würfel zum Garnieren zur Seite stellen.

2 Den Camembert zerdrücken, mit Crème fraîche und Anislikör verrühren. Die Tomatenwürfel unter die Käsemasse heben. Mit Salz und Pfeffer würzen.

3 Die Käsecreme auf die Knäckebrotscheiben verteilen.

4 Die Paprikaschoten waschen, putzen und das Fruchtfleisch in schmale Streifen schneiden. Die Oliven in dünne Streifen schneiden und die Brote mit beidem dekorieren.

Pro Portion
3037/725 kJ/kcal • 32 g Eiweiß
54 g Fett • 22 g Kohlenhydrate
5 g Ballaststoffe
155 mg Cholesterin

Für 2 Portionen
- 4 Scheiben Weizenknäckebrot
Belag:
- 2 kleine Tomaten
- 250 g reifer Camembert
- 1 Becher Crème fraîche (150 g)
- 2 cl Anislikör (Pernod)
- Salz, Pfeffer aus der Mühle
- je 1/2 grüne und rote Paprikaschote
- 4 entsteinte grüne Oliven

■ *Zubereitungszeit: 20 Minuten*

Knäcke italienisch

Für 1 Portion

- 2 Scheiben Roggenknäckebrot

Belag:
- 1 Tomate
- 3 Stängel Basilikum
- 40 g Mozzarella
- Salz, Pfeffer aus der Mühle

■ *Zubereitungszeit:*
5 Minuten

1 Die Tomate waschen, den Stielansatz entfernen und das Fruchtfleisch in dünne Scheiben schneiden.

2 Das Basilikum waschen, trocknen, die Blättchen von den Stängeln zupfen und fein hacken.

3 Den Mozzarella aus der Verpackung nehmen, abtropfen lassen und in dünne Scheiben schneiden.

4 Das Knäckebrot dachziegelartig abwechselnd mit Tomaten- und Käsescheiben belegen.

5 Mit Salz und etwas Pfeffer würzen und mit Basilikum bestreuen.

Pro Portion

783/187 kJ/kcal • 11 g Eiweiß
9 g Fett • 17 g Kohlenhydrate
4 g Ballaststoffe
18 mg Cholesterin

Tipp Mit Kräutern aus dem Mittelmeerraum, etwa Rosmarin, Thymian oder Oregano, lassen sich die Tomaten- und Mozzarellascheiben ebenso gut würzen. Man kann diese Kräuter tiefgekühlt kaufen.

Knäcke mit Käse und Champignons

Für 2 Portionen

- 4 Scheiben Roggenknäckebrot

Belag:
- 12 Kirschtomaten
- 3 mittelgroße Champignons
- 1 kleine rote Zwiebel
- 100 g Schmelzkäse »Salami« (30 % Fett i. Tr.)
- 1 EL gehackte Kräuter
- Salz, grober Pfeffer

■ *Zubereitungszeit:*
20 Minuten

1 Den Backofen auf 200 °C (Umluft 180 °C, Gas Stufe 3–4) vorheizen.

2 Die Tomaten waschen und halbieren. Die Champignons putzen und in dünne Scheiben schneiden. Die Zwiebel abziehen und in Ringe schneiden.

3 Die Knäckebrotscheiben auf ein Backblech legen und mit Schmelzkäse bestreichen. Mit Tomatenhälften und Champignonscheiben belegen. Die Brote im heißen Backofen kurz überbacken.

4 Die Brote herausnehmen und auf Teller legen. Mit den Zwiebelringen und den Kräutern garnieren. Leicht salzen und pfeffern. Sofort servieren.

Pro Portion

923/220 kJ/kcal • 18 g Eiweiß
7 g Fett • 20 g Kohlenhydrate
6 g Ballaststoffe
14 mg Cholesterin

Roggenknäcke indisch

1 Den Joghurt in einem feinen Sieb gut abtropfen lassen.
2 Die Banane schälen und in dünne Scheiben schneiden. Die Gurke in Stücke schneiden. Beides unter den Joghurt mischen.
3 Die Senfkörner in die Joghurtmischung rühren.

4 Den angemachten Joghurt auf den Knäckebroten verteilen.

Pro Portion
511/122 kJ/kcal • 5 g Eiweiß
4 g Fett • 17 g Kohlenhydrate
2 g Ballaststoffe
9 mg Cholesterin

Für 2 Portionen
● 2 Scheiben Roggenknäckebrot
Belag:
● 1 Becher Naturjoghurt (150 g)
● 1/2 Banane
● 4 dicke Scheiben Salatgurke
● 1/2 TL zerstoßene schwarze
 Senfkörner (Asienladen)

■ *Zubereitungszeit:*
 5 Minuten

Knäcke Hawaii

1 Den Hüttenkäse auf den Knäckebrotscheiben verteilen.
2 Die Kiwi schälen, halbieren und in dünne Scheiben schneiden.
3 Die Erdbeeren waschen, putzen und in Scheiben schneiden.
4 Die Ananas in kleine, mundgerechte Stücke schneiden.

5 Die Früchte abwechselnd auf dem Hüttenkäse verteilen und mit Pfeffer würzen.

Pro Portion
677/161 kJ/kcal • 9 g Eiweiß
3 g Fett • 23 g Kohlenhydrate
3 g Ballaststoffe
8 mg Cholesterin

Für 4 Portionen
● 4 Scheiben Weizen- oder
 Zimtknäckebrot
Belag:
● 200 g Hüttenkäse
● 1 Kiwi
● 250 g Erdbeeren
● 4 Scheiben Ananas
● Pfeffer aus der Mühle

■ *Zubereitungszeit:*
 10 Minuten

Kräuterquark mit feinem Gemüse

1 Das Gemüse waschen, putzen, die Möhre nach Bedarf schälen und alles in kleine Würfel schneiden.
2 Den Quark nach Bedarf mit etwas Milch glatt rühren und Gemüsewürfel sowie Kräuter (Dill, Schnittlauch, Kresse) einrühren. Mit Hefewürze und Pfeffer würzen.

3 Den Kräuterquark auf die ballaststoffreichen Knäckebrotscheiben streichen und sofort servieren.

Pro Portion
340/81 kJ/kcal • 9 g Eiweiß
1 g Fett • 8 g Kohlenhydrate
4 g Ballaststoffe
1 mg Cholesterin

Für 4 Portionen
● 4 Scheiben Ballaststoffknäcke
Belag:
● 1 Stange Staudensellerie
● 1 kleine Möhre
● 1/4 grüne Paprikaschote
● 2 dicke Scheiben Salatgurke
● 200 g Magerquark
● 2 EL gehackte Kräuter
● Hefewürze, Pfeffer

■ *Zubereitungszeit:*
 15 Minuten

Fischspezialitäten aus Skandinavien

Die zahlreichen Küstengewässer, Binnenseen und Flüsse machen aus Skandinavien ein wahres Eldorado für Liebhaber von Fisch und Meeresfrüchten. Auch in Kombination mit Knäckebrot lassen sich viele Gerichte zaubern, von denen die hier vorgestellten lediglich eine kleine Auswahl darstellen.

Portweinhering

Für 4 Portionen

- 4 Scheiben dunkles Roggen-knäckebrot
- 4 TL Butter

Marinade:

- 200 ml Apfelessig
- $1/8$ l Portwein
- 125 g Zucker
- 2 EL Pimentkörner
- 2 TL gelbe Senfkörner
- 2–3 Lorbeerblätter

Für den Fisch:

- 4 große Matjesfilets
- 2 kleine rote Zwiebeln
- 1 Möhre
- ca. 3 cm frischer Meerrettich
- ca. 1 cm frischer Ingwer

■ *Zubereitungszeit:*
30 Minuten
Ruhezeit: 24 Stunden

1 Ein Einmachglas mit 1 Liter Fassungsvermögen heiß ausspülen und auf einem sauberen Küchentuch abtropfen lassen.
2 Essig, Portwein und Zucker mit den Piment- und Senfkörnern sowie den Lorbeerblättern in einem Topf aufkochen und anschließend gut abkühlen lassen.
3 Die Matjes in kaltem Wasser wässern. Herausnehmen, abtropfen lassen und trockentupfen. In 2 Zentimeter lange Stücke schneiden.
4 Die Zwiebeln abziehen und in dünne Ringe schneiden. Die Möhre waschen und putzen. Möhre, Meerrettich und Ingwer schälen und alles in dünne Scheiben schneiden.

5 In das Glas abwechselnd Matjesstücke, Zwiebelringe, Möhren-, Meerrettich- und Ingwerscheiben schichten. Die abgekühlte Marinade über Matjes und Gemüse gießen, so dass alles vollkommen damit bedeckt ist. Mindestens 24 Stunden ziehen lassen.
6 Am nächsten Tag die gewünschte Menge an Fisch und Gemüse aus dem Glas nehmen und abtropfen lassen.
7 Das Brot mit Butter bestreichen und mit Matjes belegen.

Pro Portion
1031/246 kJ/kcal • 16 g Eiweiß
16 g Fett • 10 g Kohlenhydrate
3 g Ballaststoffe
89 mg Cholesterin

Info Der Portweinhering hält sich im Kühlschrank etwa 1 Woche. Sie können ihn also gut vorbereiten, falls Sie ihn bei einem gemütlichen Beisammensein servieren möchten.

Forellenfilet auf Sesamknäcke

1 Den Dill waschen, trocknen, von den Stängeln zupfen, einige Dillwedel zurückbehalten und den Rest fein hacken.
2 Den Quark mit der Milch glatt rühren; er soll geschmeidig werden. Meerrettich und gehackten Dill untermischen.
3 Die Zitrone waschen, halbieren, 1 Scheibe der Frucht parallel zur Schnittfläche abschneiden und in Stücke teilen. Die restliche Zitrone auspressen.

4 Den Dillquark mit etwas Salz und wenig Zitronensaft würzen.
5 Das Forellenfilet in 4 Stücke schneiden und auf den Sesamknäckescheiben verteilen. Mit dem Dill-Meerrettich-Quark, den Dillwedeln und den Zitronenstücken garnieren.

Pro Portion

1098/261 kJ/kcal • 23 g Eiweiß
8 g Fett • 21 g Kohlenhydrate
3 g Ballaststoffe
40 mg Cholesterin

Info Knäckebrot und geräucherter oder gesalzener Fisch ist eine Kombination des hohen Nordens. Dort, wo die Winter lang und dunkel sind, greifen die Menschen gern auf haltbare Lebensmittel zurück.

Für 1 Portion

- 2 Scheiben Sesamknäckebrot
Belag:
- 1 Bund Dill
- 2 EL Speisequark (20 % Fett)
- 1 TL Milch
- 1 TL Meerrettich
- 1 Zitrone
- Salz
- 1 geräuchertes Forellenfilet (50 g)

■ *Zubereitungszeit: 15 Minuten*

Knäcke »Hafenmeister Art«

1 Das Sesamknäcke mit Halbfett-Margarine bestreichen.
2 Die Lachsscheiben dekorativ auf den Brotscheiben anrichten.
3 Honig und Senf zu einer Sauce verrühren und diese über den Lachs geben.

4 Die belegten Knäckebrote mit den Dillspitzen garnieren.

Pro Portion

658/157 kJ/kcal • 10 g Eiweiß
6 g Fett • 16 g Kohlenhydrate
1 g Ballaststoffe
15 mg Cholesterin

Tipp Servieren Sie die mit der klassischen Kombination von Lachs und Dill belegten Knäckebrotscheiben auf grünem Salat.

Für 4 Portionen

- 4 Scheiben Sesamknäckebrot
Belag:
- 4 TL Halbfett Margarine
- 8 Scheiben Graved Lachs
- 4 TL Honig
- 4 TL süßer Senf
- 2 TL Dillspitzen

■ *Zubereitungszeit: 7 Minuten*

Herzhaftes mit Geflügel, Wurst oder Fleisch

Für das tägliche belegte Brot – sei es für ein spätes Frühstück, zum Mitnehmen oder fürs Abendessen – bietet Knäckebrot eine gesunde Abwechslung. In Kombination mit herzhaften Fleischprodukten lassen sich optisch sehr attraktive und geschmacklich überzeugende kleine, feine Gerichte schaffen. Wer es ganz gesund haben will, der schaut auf den Fettgehalt von Wurst und Fleisch, bevor er sich zum Kauf entscheidet. Denn gerade die versteckten Fette lassen die Kalorienwerte rasch in die Höhe schnellen.

Leberpastete auf Vollkornknäcke

Für 6–8 Portionen

- 6–8 Scheiben Vollkornknäckebrot

Belag:
- 2 Eier
- 250 g Hühnerleber
- 2 Stängel Petersilie
- 3 schwarze Pfefferkörner
- 1 Lorbeerblatt
- 1 kleine Zwiebel
- $3/4$ TL Salz
- 1 Prise Cayennepfeffer oder 1 Spritzer Tabasco
- 100 g weiche Butter
- $1/4$ TL geriebene Muskatnuss
- $1/4$ TL gemahlene Nelken
- 2 TL scharfer Senf
- 1 EL Cognac
- 1 Knoblauchzehe
- 4 Streifen Frühstücksspeck (Bacon)

■ *Zubereitungszeit:*
30 Minuten
Ruhezeit: 1 Stunde

1 Die Eier in 6 bis 7 Minuten hart kochen, kalt abspülen und zunächst nur 1 Ei pellen. Die Hühnerleber putzen. Die Petersilie waschen und trocknen.

2 Petersilie, Pfeffer und Lorbeerblatt mit 1 Liter Wasser aufkochen. Die Hühnerleber einlegen und bei schwacher Hitze in 10 Minuten gar ziehen lassen. Die Leber in eine kleine Schüssel geben, das gepellte Ei zugeben und beides mit dem Pürierstab des Handrührers fein zerkleinern.

3 Die Zwiebel abziehen und fein hacken. Mit Salz, Cayennepfeffer, Butter, Muskatnuss, Nelken, Senf und Cognac zur Leber geben. Den Knoblauch abziehen und durch eine Knoblauchpresse dazudrücken. Alles miteinander vermischen. Die Pastete zudecken und im Kühlschrank mindestens 1 Stunde durchziehen lassen.

4 Den Speck in einer beschichteten Pfanne ohne Fettzugabe von allen Seiten knusprig auslassen. Das zweite Ei pellen und fein hacken.

5 Die Knäckebrotscheiben mit Hühnerleberpastete bestreichen. Mit dem knusprigen Speck und den Eiwürfeln garnieren.

Pro Portion
1276/304 kJ/kcal • 12 g Eiweiß
24 g Fett • 9 g Kohlenhydrate
2 g Ballaststoffe
280 mg Cholesterin

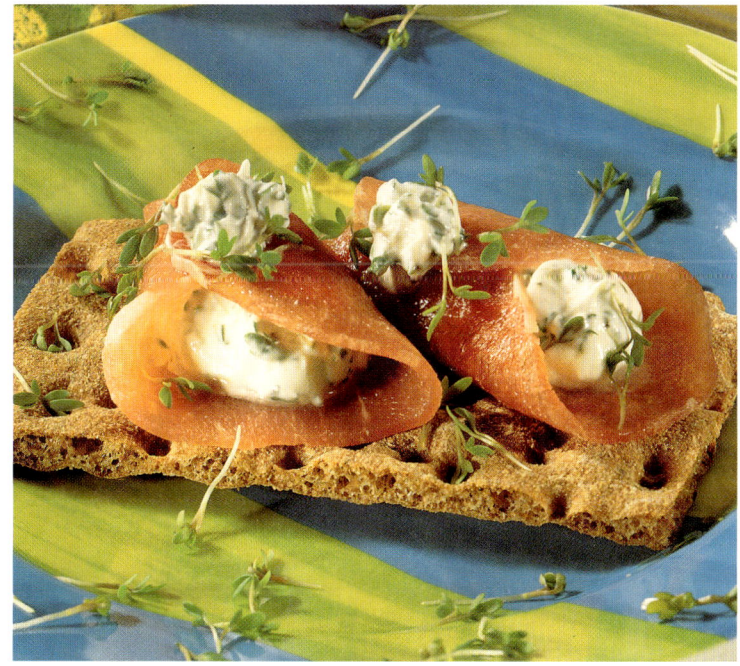

Knäcke mit gefülltem Schinken

1 Den Magerquark mit so viel Milch glatt rühren, dass er geschmeidig wird. Die Petersilie und die gehackte Kresse unter-mischen. Den Kräuterquark mit Salz, Pfeffer und Paprikapulver pikant würzen.

2 Die Lachsschinkenscheiben auf einer Arbeitsfläche ausbrei-ten und den größten Teil vom Kräuterquark darauf verteilen. Die bestrichenen Schinken-scheiben so zu Tüten zusam-mendrehen, dass sie an einem Ende spitz zulaufen. Je 2 Tü-ten auf jede Scheibe Knäcke-brot legen.

3 Die Kresse zum Garnieren waschen und trockentupfen. Die Brote mit dem restlichen Kräuterquark und der Kresse garnieren.

Pro Portion

581/138 kJ/kcal • 17 g Eiweiß
3 g Fett • 10 g Kohlenhydrate
2 g Ballaststoffe
27 mg Cholesterin

Für 4 Portionen

- 4 Scheiben Vollkornknäckebrot
Belag:
- 200 g Magerquark
- etwa 4 EL Milch
- 1 EL gehackte Petersilie
- 1 EL gehackte Kresse
- Salz, Pfeffer aus der Mühle
- Paprikapulver
- 8 Scheiben Lachsschinken
- Kresse zum Garnieren

■ *Zubereitungszeit: 5 Minuten*

Für 1 Portion

- 4 Scheiben dünnes Roggenknäckebrot

Belag:

- 1 Scheibe dünnes Roggenknäckebrot
- 1 kleine Frühlingszwiebel
- $1/2$ Knoblauchzehe
- 100 g Tatar
- 1 TL körniger Senf
- 1 TL Tomatenmark
- Salz, Pfeffer aus der Mühle
- 1 TL Olivenöl
- einige Blätter Lollo Rossa
- 1 kleine Fleischtomate

■ *Zubereitungszeit: 20 Minuten*

Roggenburger mit Tatar

1 Für den Belag die Scheibe Knäckebrot in warmem Wasser einweichen. Gut ausdrücken.

2 Die Frühlingszwiebel waschen, putzen und in feine Ringe schneiden. Knoblauch abziehen und fein hacken.

3 Tatar, Frühlingszwiebel, Knoblauch, das ausgedrückte Knäckebrot, Senf und Tomatenmark kneten. Mit Salz und Pfeffer würzen. Aus dem Teig 4 flache Frikadellen formen.

4 In einer beschichteten Pfanne das Öl erhitzen und die Frikadellen darin von jeder Seite etwa 3 Minuten braten.

5 Inzwischen die Salatblätter waschen und trocknen. Die Tomate waschen, Stielansatz entfernen und das Fruchtfleisch in Scheiben schneiden.

6 2 Scheiben Roggenknäcke jeweils mit Salatblättern, Tomatenscheiben und zwei Frikadellen belegen. Mit den restlichen Scheiben bedecken und sofort servieren.

Pro Portion

1557/370 kJ/kcal • 29 g Eiweiß
8 g Fett • 44 g Kohlenhydrate
10 g Ballaststoffe
58 mg Cholesterin

Knäckeburger

1 Das Hähnchenbrustfilet mit Senf einreiben und unter dem vorgeheizten Grill grillen. Oder eine beschichtete Pfanne ohne Fettzugabe erhitzen und das Fleisch darin 8 bis 10 Minuten braten.

2 Die Salatblätter waschen und trocknen. Die Gurke waschen, schälen und grob hobeln.

3 Die Zwiebel abziehen, in feine Ringe schneiden und in der Pfanne leicht anrösten.

4 Das Knäckebrot mit Quark bestreichen. Je 1 Salatblatt auflegen. Auf 1 Brot das Fleisch legen. Darauf Röstzwiebel, Gurkenscheiben und nach Belieben Ketchup geben. Das zweite Knäcke als Sandwich auflegen.

Pro Portion

1410/336 kJ/kcal • 56 g Eiweiß
3 g Fett • 22 g Kohlenhydrate
5 g Ballaststoffe
132 mg Cholesterin

Für 1 Portion

- 2 Scheiben Mehrkornknäcke

Belag:

- 1 Hähnchenbrustfilet
- $1/4$ TL Senf
- 2 Salatblätter
- 1 Stück Salatgurke
- $1/2$ Zwiebel
- 1 EL Magerquark
- Ketchup

■ *Zubereitungszeit: 15 Minuten*

Feine Eierspeisen

Ob gekocht, gerührt oder gebraten – mit Eiern lassen sich in Windeseile sättigende Happen zaubern. Die Ballaststoffe vom Knäckebrot und das biologisch hochwertige Eiweiß der Eier bieten hier Gutes auf engstem Raum. Gekochte Eier eignen sich darüber hinaus bestens für Gerichte zum Mitnehmen, etwa für eine Zwischenmahlzeit unterwegs oder für die Arbeitspause.

Tomatenknäckebrot mit Rührei

1 Den Schnittlauch waschen und in Röllchen schneiden. Die Eier mit drei Viertel vom Schnittlauch verquirlen, mit 1 Esslöffel Wasser verschlagen, salzen und pfeffern.

2 Das Öl in einer Pfanne erhitzen und die Eimasse darin bei schwacher Hitze stocken lassen.

3 Die Tomaten waschen, Stielansätze entfernen. Das Fruchtfleisch in Scheiben schneiden.

4 Die Knäckebrote mit Tomatenscheiben belegen, leicht salzen und pfeffern. Das Rührei auf beide Scheiben verteilen und mit dem restlichen Schnittlauch bestreuen.

Pro Portion

573/136 kJ/kcal • 9 g Eiweiß

7 g Fett • 9 g Kohlenhydrate

2 g Ballaststoffe

218 mg Cholesterin

Für 2 Portionen

- 2 Scheiben Vollkornknäckebrot mit Sauerteig

Belag:

- 1/2 Bund Schnittlauch
- 2 Eier
- Salz, Pfeffer aus der Mühle
- 1/2 TL Öl
- 2 Tomaten

■ *Zubereitungszeit: 10 Minuten*

Seemannsschmaus

1 Die Eier mit der Milch verquirlen. Mit Salz, Pfeffer und Muskatnuss würzen.

2 Die Margarine in einer Pfanne erhitzen und das Rührei darin braten.

3 Den Schnittlauch waschen, trockentupfen und in Röllchen schneiden.

4 Rührei auf die Knäckebrotscheiben verteilen. Mit Garnelen und Schnittlauch garnieren.

Pro Portion

689/164 kJ/kcal • 14 g Eiweiß

9 g Fett • 6 g Kohlenhydrate

1 g Ballaststoffe

258 mg Cholesterin

Für 4 Portionen

- 4 Scheiben Mjölkknäcke

Belag:

- 4 Eier
- 4 EL Milch
- Salz, Pfeffer, Muskatnuss
- 1 EL Margarine
- 1 Bund Schnittlauch
- 100 g küchenfertige Garnelen

■ *Zubereitungszeit: 10 Minuten*

Für 4 Portionen

- 8 Scheiben Vollkornknäckebrot
- 8 EL Sahne

Gefüllte Eier:

- 4 Eier
- 75 g Doppelrahm-Frischkäse
- 40 g Frühstücksspeck
- 2 Stängel frischer Dill
- 40 g frische Champignons
- Salz, Pfeffer aus der Mühle
- Paprikapulver

Belag:

- 1 Tube Echtlachscreme (100 g)
- 1–2 EL Kapern

■ *Zubereitungszeit:*
25 Minuten

Lachscreme mit gefüllten Eiern

1 Eier hart kochen, pellen und längs halbieren. Eigelbe vorsichtig herauslösen, durch ein Sieb streichen und mit dem Frischkäse verrühren.

2 Speck fein würfeln und in einer Pfanne auslassen.

3 Dill waschen und abzupfen. Die Hälfte für die Garnitur beiseite legen, den Rest hacken. Pilze putzen und fein hacken.

4 Die Sahne steif schlagen. 2 Esslöffel davon mit Speck, Pilzen und Dill unter den Käse rühren, würzen. Die Masse mit einem Spritzbeutel in die Eihälften füllen. Mit Paprikapulver und Dill garnieren.

5 Die restliche Sahne mit der Lachscreme verrühren und im Spritzbeutel auf dem Brot verteilen. Mit Kapern garnieren.

Pro Portion

1763/419 kJ/kcal • 18 g Eiweiß
31 g Fett • 18 g Kohlenhydrate
4 g Ballaststoffe
284 mg Cholesterin

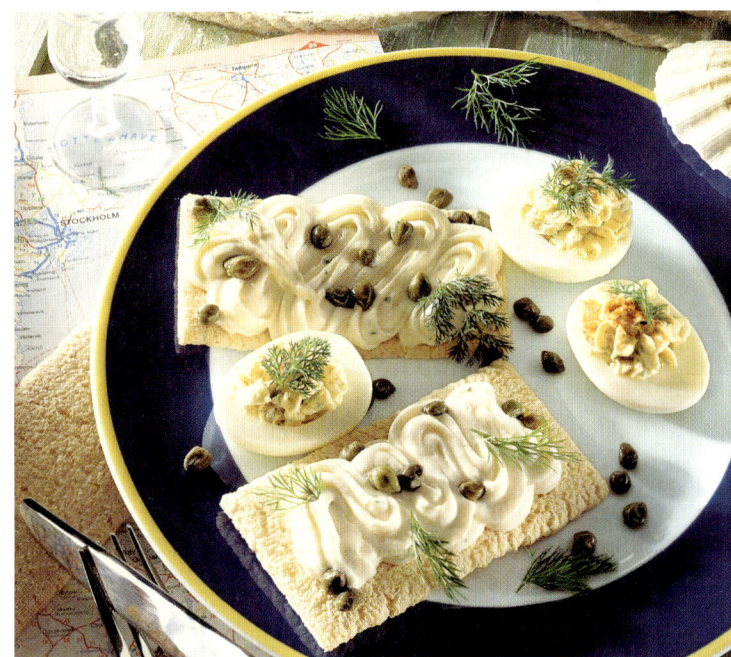

Knäckebrot mit edler Lachscreme, dazu Eier mit einer würzigen Frischkäse-Pilz-Füllung – Büfetthäppchen auf Schwedisch.

Schlemmereien

Für besondere Anlässe oder einfach, wenn man sich etwas Gutes tun will. Edle Zutaten, fein abgeschmeckt, sind der Dreh- und Angelpunkt bei diesen herzhaften Kreationen.

Schlemmerknäcke

1 Den Spargel waschen und die Enden abschneiden. Die Stangen nach Bedarf im unteren Drittel schälen. Salzwasser aufkochen und den Spargel darin in etwa 8 Minuten bissfest garen. Herausheben, abtropfen lassen und in Stücke schneiden.

2 Den Frischkäse mit Senf verrühren und mit Salz und Pfeffer würzen.

3 Die Knäckebrotscheiben mit der Senfcreme bestreichen. Die Putenbrustscheiben darauf als Röllchen und den Spargel dekorativ obenauf anrichten.

Pro Portion

620/148 kJ/kcal • 14 g Eiweiß
5 g Fett • 11 g Kohlenhydrate
3 g Ballaststoffe
26 mg Cholesterin

Für 4 Portionen

- 4 Scheiben dünnes Roggen-knäckebrot

Belag:
- 8 Stangen grüner Spargel
- Salz
- 200 g Frischkäse (fettreduziert)
- 3 EL süßer Senf
- Pfeffer aus der Mühle
- 4 große oder 8 kleine Scheiben Putenbrustaufschnitt

■ *Zubereitungszeit:
15 Minuten*

Knäckebrote für Genießer

1 Den Dill waschen, trocknen, die Wedel von den Stängeln zupfen und fein hacken.

2 Den Quark mit dem Senf glatt rühren. Mit Salz, Pfeffer und Dill würzen.

3 Das Öl in einer Pfanne erhitzen und die Garnelen darin von beiden Seiten braten. Mit Salz und Pfeffer würzen.

4 Die Knäckebrotscheiben mit der Quarkcreme bestreichen und mit den Garnelen belegen.

5 Von der Melone die Samen entfernen. Mit einem Teelöffel kleine Kugeln aus dem Fruchtfleisch ausstechen und die Knäckebrote damit garnieren. Die restliche Melone separat dazu essen.

Pro Portion

702/167 kJ/kcal • 21 g Eiweiß
5 g Fett • 9 g Kohlenhydrate
3 g Ballaststoffe
90 mg Cholesterin

Für 4 Portionen

- 4 Scheiben Ballaststoff-knäckebrot

Belag:
- 4 Stängel Dill
- 200 g Magerquark
- 2 EL süßer Senf
- Salz, Pfeffer aus der Mühle
- 1 EL Olivenöl
- 16 küchenfertige Riesengarnelen
- $1/4$ Honigmelone

■ *Zubereitungszeit:
10 Minuten*

Für bestimmte Anlässe

Die große Produktpalette an Knäckebrot liefert für jede Mahlzeit das passende Brot. Ob als Frühstück, als Begleitung zu herzhaft-würzigen Dips oder als raffiniertes, eigenständiges Gericht – mit Knäckebrot lassen sich kulinarische Köstlichkeiten im Handumdrehen zaubern.

Frühstücksideen

Als erster Mahlzeit des Tages kommt dem Frühstück besondere Bedeutung zu. Es soll die Lebensgeister wecken sowie Energie und Kraft für den Vormittag liefern. Ob als Müsli oder als belegtes Brot – mit knusprigem Knäckebrot fängt der Spaß schon frühmorgens an.

Sportlermüsli

Für 1 Portion

- 1 kleiner Apfel
- 1 EL Rosinen
- 1 Becher Magermilchjoghurt (150 g)
- 1 TL Honig
- etwas Zimtpulver
- 1–2 Scheiben Müsliknäckebrot

■ *Zubereitungszeit: 7 Minuten*

1 Den Apfel waschen, schälen, das Kerngehäuse entfernen und das Fruchtfleisch grob raspeln.

2 In einem Schälchen Apfelraspel, Rosinen und Joghurt miteinander vermengen. Nach Bedarf mit Honig süßen und mit Zimtpulver würzen.

3 Das Müsliknäckebrot entlang des Rautenmusters zerbrechen und hineinbröckeln.

Pro Portion
1121/268 kJ/kcal • 10 g Eiweiß
2 g Fett • 50 g Kohlenhydrate
5 g Ballaststoffe
0 mg Cholesterin

Tipp Statt Apfel kann man auch anderes Obst zu Müsli essen, etwa Erdbeeren, Himbeeren, Kiwis oder Pflaumen. Am besten wählt man frisches Obst der Saison, damit man gut ausgereifte Früchte mit bestem Aroma auf den Tisch bekommt. Für Sportler eignen sich Bananen besonders, denn sie enthalten viele Mineralstoffe, die durchs Schwitzen vom Körper abgegeben werden, etwa Kalium und Phosphor.

Pikantes Erdbeerknäcke

Für 4 Portionen

- 4 Scheiben Haferkorn-
  knäckebrot

Belag:
- 250 g Erdbeeren
- 4 Scheiben Ananas
- 4 Scheiben gekochter
  Schinken
- 4 Scheiben Gouda
- 2 EL Butter oder Margarine
- 1/2 Beet Kresse
- Petersilie
- Pfeffer aus der Mühle

■ *Zubereitungszeit:
20 Minuten*

1 Erdbeeren waschen und putzen. Die eine Hälfte der Erdbeeren nur halbieren, die andere Hälfte in kleine Stücke schneiden.

2 Ananas- und Schinkenscheiben ebenfalls halbieren und jeweils die Hälfte davon klein schneiden. Den Käse in Streifen schneiden.

3 Den Backofen auf 175 °C (Umluft 150 °C, Gas Stufe 2) vorheizen.

4 Die Knäckebrote mit Butter oder Margarine bestreichen. 2 Brote mit den halben Scheiben Schinken und Ananas sowie den halbierten Erdbeeren belegen. Die anderen beiden Knäckebrote mit den Schinken-, Ananas- und fast allen Erdbeerstücken belegen.

5 Über alle Knäckebrote Käsestreifen legen. Die Brote in den heißen Backofen schieben und etwa 5 Minuten überbacken.

6 Inzwischen Kresse und Petersilie waschen und trocknen. Die Brote aus dem Backofen holen. Mit Kresse, Petersilie und den restlichen Erdbeerstücken garnieren und mit Pfeffer bestreuen. Sofort servieren.

Pro Portion

1392/333 kJ/kcal • 22 g Eiweiß
17 g Fett • 21 g Kohlenhydrate
3 g Ballaststoffe
81 mg Cholesterin

Tipp Als Getränk dazu eignet sich Orangensaft.

Info Die Kombination von Ananas, Käse und Schinken ist unter der Bezeichnung »Hawaii« bekannt, wie es etwa bei Toast Hawaii der Fall ist. Doch auch mit anderen Früchten lassen sich schmackhafte Gerichte zubereiten, wie dieses Beispiel zeigt. Erdbeeren sollten jedoch nicht zu lange der Hitze ausgesetzt werden, da sie recht schnell Wasser verlieren, und damit ihre schöne Form. Statt Kresse kann man als pikante Geschmackszutat auch Rucola (Rauke) verwenden. Wer es allerdings richtig scharf haben möchte, dem sei eine frische Chilischote, in Ringe geschnitten, empfohlen.

Knäcke-Müsli

Für 4 Portionen

- 200 g frisches Obst
- 1 großer Becher Naturjoghurt (500 g)
- 2 EL Honig
- 4 Scheiben Knäckebrot (z. B. dünnes Roggenknäcke, Haferkornknäcke)

■ *Zubereitungszeit: 10 Minuten*

1 Das Obst nach Bedarf waschen, schälen, putzen und in mundgerechte Stücke schneiden.

2 Den Joghurt mit dem Honig glatt rühren. Die Obststücke unterheben. Die Mischung auf vier Schälchen verteilen.

3 Je 1 Scheibe Knäckebrot in kleine Stückchen brechen und über den Joghurt streuen.

4 Dieses knackige Müsli schmeckt mit jeder Sorte Knäckebrot gut. Wer großen Hunger hat, verwendet noch mehr Scheiben Knäckebrot.

Pro Portion

749/179 kJ/kcal • 6 g Eiweiß
5 g Fett • 26 g Kohlenhydrate
2 g Ballaststoffe
15 mg Cholesterin

Info Je nach Geschmacksvorliebe und Saisonangebot können Sie in das Müsli etwa Melone, Kiwi, Apfel, Birne oder Orange geben. Je nach Fettgehalt des Joghurts verändert sich der Energiegehalt des fertigen Gerichts.

Knäcke-Früchtchen

Für 4 Portionen

- 4 Scheiben Ballaststoffknäckebrot

Belag:

- 1 Orange
- 2 Kiwis
- 4 TL Halbfett-Margarine
- 12 kleine Scheiben geräucherte Putenbrust
- 25 g Doppelrahm-Frischkäse
- Salz, Pfeffer aus der Mühle
- Currypulver

■ *Zubereitungszeit: 15 Minuten*

1 Die Orange waschen und mit einem scharfen Messer so schälen, dass das weiße Schalenfleisch vollständig entfernt ist, denn dieses kann bitter schmecken. Die geschälte Orange filetieren, d. h., das Fruchtfleisch in Spalten aus den weißen Häutchen herauslösen. Die Kiwis schälen, halbieren und in Scheiben schneiden.

2 Die Knäckebrotscheiben gleichmäßig mit der Halbfett-Margarine bestreichen.

3 Die Früchte mit je 3 Scheiben Putenbrust auf den Knäckebrotscheiben anrichten.

4 Den Frischkäse mit Salz, Pfeffer und Currypulver würzen, in einen kleinen Spritzbeutel füllen und auf den belegten Broten verteilen.

Pro Portion

512/122 kJ/kcal • 7 g Eiweiß
6 g Fett • 9 g Kohlenhydrate
3 g Ballaststoffe
22 mg Cholesterin

Knäcke-Frühstück

1 Für die herzhafte Variante die Scheiben Vollkornknäckebrot mit dem Kräuterfrischkäse bestreichen. Jeweils 1 Scheibe Wurst und 1 Scheibe Butterkäse darauf legen. Die Brote nach Wunsch mit Gurkenscheiben garnieren.

2 Für die süße Variante den körnigen Frischkäse mit Honig verrühren. Die Erdbeeren waschen und putzen. 5 Erdbeeren vierteln und unter den Frischkäse mischen.

3 Den Frischkäse-Erdbeer-Aufstrich auf die Mohnknäckebrote verteilen. Die Brote nach Belieben mit Zimtpulver und Zucker bestreuen. Die übrige Erdbeere in dünne Scheiben schneiden und die Mohnknäckebrote damit garnieren.

Pro Portion

1704/406 kJ/kcal • 20 g Eiweiß
25 g Fett • 27 g Kohlenhydrate
4 g Ballaststoffe
65 mg Cholesterin

Für 4 Portionen

- 4 Scheiben Vollkornknäckebrot
- 4 Scheiben Mohnknäckebrot

Beläge:
- 100 g Doppelrahm-Frischkäse mit Kräutern
- 4 Scheiben Kalbfleischwurst oder Mortadella
- 4 Scheiben Butterkäse
- 4 Scheiben Gurken
- 1 Becher körniger Frischkäse (200 g)
- 1 EL Honig
- 6 Erdbeeren
- etwas Zimtpulver und Zucker

■ *Zubereitungszeit: 10 Minuten*

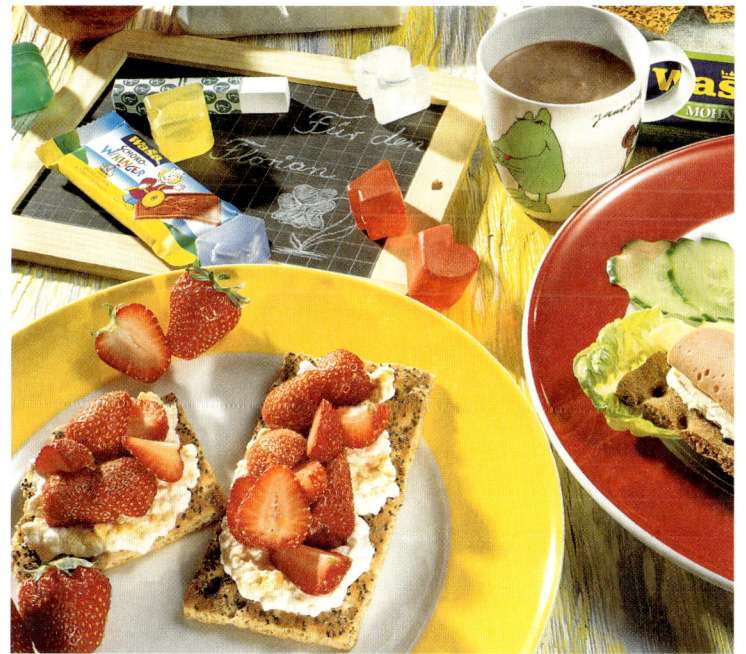

Was darf's denn zum Frühstück sein? – Obst, magere Wurst oder vielleicht beides? Mit diesen belegten Knäckebroten beginnen Schüler den Tag gesund und munter.

63

Dips

Dips sind eine feine Sache. Man bereitet verschiedene Quark- oder Gemüsecremes, Würzpasten oder Mayonnaisemischungen vor. Darin werden kleine Happen Knäckebrot, aber auch Kräcker, Kartoffelchips oder rohe Gemüsestreifen wie Möhren oder Staudensellerie eingetunkt. Sie eignen sich als frische Vorspeise oder als praktische Partyhäppchen. Natürlich können Dips auch als normaler Brotaufstrich serviert werden.

Für 4 Portionen

- 4 Scheiben Sesamknäckebrot
Avocadomus:
- 2 Tomaten
- 2 Stängel glatte Petersilie oder frischer Koriander
- 1 milde Chilischote
- 1 mittelgroße weiche Avocado
- 1 TL fein gehackte Zwiebel
- etwas Tabasco oder Chilipulver nach Geschmack
- Salz
- Saft von $1/2$ Limone oder Zitrone
- Pfeffer aus der Mühle

■ *Zubereitungszeit: 15 Minuten*

Guacamole

1 Die Tomaten waschen, Stielansätze entfernen und das Fruchtfleisch in feine Würfel schneiden. Petersilien- oder Korianderblättchen waschen, trocknen und fein hacken. Die Chilischote waschen, Stielansatz entfernen und das Fruchtfleisch in Ringe schneiden.

2 Die Avocado halbieren und die Hälften mit einer Drehbewegung gegeneinander vom Stein lösen. Diesen herausheben. Das Fruchtfleisch aus der Schale herauslöffeln. Mit einer Gabel zerdrücken oder mit dem Mixstab pürieren, bis eine Paste entsteht.

3 Zwiebelwürfel, Tabasco, Salz, Limonensaft, gehackte Kräuter und Tomatenwürfel unter das Avocadopüree mischen.

4 Die Avocadopaste in eine Schüssel füllen, mit etwas Pfeffer bestreuen und mit den Chiliringen garnieren. Daneben die Sesamknäckescheiben zum Eindippen legen.

Pro Portion

776/185 kJ/kcal • 3 g Eiweiß
15 g Fett • 9 g Kohlenhydrate
5 g Ballaststoffe
0 mg Cholesterin

Info Die mexikanische Guacamole ist eine Würzpaste auf der Basis von Avocados. Mit nussigem Sesamknäcke aufgetunkt, hat man den idealen Partydip, der vitaminreich ist, prima schmeckt und eine solide Grundlage für alkoholische Getränke darstellt. Der Zitrussaft verhindert das Braunwerden des Avocado.

Gemüse-Knäcke-Dip

1 Das Gemüse waschen und putzen, die Möhren nach Bedarf schälen. Alles in Stifte schneiden und auf einem großen Teller anrichten.

2 Den Kerbel waschen, trocknen, von den Stielen zupfen und fein hacken.

3 Für den einen Dip die Limettenschale fein abreiben. Den Saft aus der Frucht pressen. Die Hälfte vom Joghurt mit Limettensaft und -schale sowie Kerbel verrühren. Salzen, pfeffern und in ein Schälchen füllen.

4 Für den anderen Dip die andere Hälfte des Joghurts mit Currypulver und Orangensaft mischen. Mit Salz und Pfeffer würzen und ebenso in ein Schälchen füllen.

5 Das Vollkornknäckebrot zu dem Gemüse und den Dips servieren.

Pro Portion
1334/317 kJ/kcal • 22 g Eiweiß
3 g Fett • 47 g Kohlenhydrate
16 g Ballaststoffe
1 mg Cholesterin

Süße Dips mit Weizenknäcke

1 Quark mit der Milch glatt rühren, mit Zucker süßen und auf vier Schälchen verteilen.

2 Die Banane schälen, mit einer Gabel zerdrücken und unter ein Viertel der Quarkmasse mischen.

3 Ein weiteres Viertel vom Quark mit der Schokoladensauce verrühren.

4 Die Erdbeeren waschen, putzen, vierteln und zusammen mit der Erdbeerkonfitüre unter ein weiteres Viertel der Quarkmasse heben.

5 Kiwi schälen, erst in Scheiben, dann in Viertel schneiden und mit der Kiwikonfitüre unter den restlichen Quark mischen.

6 Die Dips entsprechend mit Kokosflocken, Schokostreuseln und Minze garnieren.

7 Das Brot auf einer Platte anrichten. Zu den Dips reichen.

Pro Portion
2082/495 kJ/kcal • 28 g Eiweiß
9 g Fett • 74 g Kohlenhydrate
9 g Ballaststoffe
10 mg Cholesterin

Für 1 Portion
- 2 Scheiben Vollkornknäckebrot
Gemüse:
- 3 kleine Möhren
- 4 kleine Stängel Staudensellerie
- 2 kleine Zucchini
- 1 Bund Kerbel
Dips:
- 1/2 Limette
- 300 g Magermilchjoghurt
- Salz, Pfeffer aus der Mühle
- 1 EL Currypulver
- 1 EL frisch gepresster Orangensaft

■ *Zubereitungszeit: 15 Minuten*

Für 4 Portionen
- 1 Packung Weizenknäckebrot
Dips:
- 500 g Magerquark
- 1/4 l Milch, 1 EL Zucker
- 1 Banane
- 2 EL Schokoladensauce (Fertigprodukt)
- 100 g Erdbeeren
- 2 EL Erdbeerkonfitüre
- 1 Kiwi
- 2 EL Kiwikonfitüre
- 1 TL Kokosflocken
- 1 TL Schokoladenstreusel
- 2 Blättchen Minze

■ *Zubereitungszeit: 30 Minuten*

Kleine Gerichte

Dass man Knäckebrot im Backofen überbacken kann, ist nicht jedermann bekannt. Doch auch hier kommt das flache Brot ganz groß raus. Allerdings sollte es wirklich nur für wenige Minuten in den Ofen, schließlich ist es schon knusprig genug. Im Folgenden wird eine Auswahl an Rezepten vorgestellt, welche die ganze Bandbreite der Zubereitungsmöglichkeiten für überbackenes Knäckebrot aufzeigen, sei es als Grundlage für würzige Beläge – eine ungewöhnliche Variation des Themas »Pizza« – oder als herzhafte Beilage zu raffinierten Zubereitungen.

Knäcke fürs festliche Abendessen

Für 4 Portionen

- 4 Scheiben Roggenknäckebrot
Belag:
- 2 Birnen
- 50 ml Weißwein
- 80 g Blauschimmelkäse
- 8 dünne Scheiben
  Schweinefilet
- 1 EL Pflanzenöl
- Salz, Pfeffer aus der Mühle
- 4 TL Halbfett-Margarine

■ *Zubereitungszeit:*
   20 Minuten

1 Birnen schälen, vom Kerngehäuse befreien und in Spalten schneiden. Den Weißwein erhitzen und die Birnenspalten darin kurz andünsten. Käse in Scheiben schneiden.

2 Den Backofen auf 180 °C (Umluft 160 °C, Gas Stufe 2–3) vorheizen. Ein Backblech mit Backpapier auslegen.

3 Die Schweinefilets kurz kalt abspülen und trockentupfen. Das Öl erhitzen und das Fleisch darin von beiden Seiten anbraten. Salzen und pfeffern.

4 Die Roggenknäcke mit Margarine bestreichen und auf das Backblech legen. Die Filetscheiben, die Birnenspalten und die Käsescheiben darauf anrichten.

5 Die Brote auf die mittlere Einschubleiste im Backofen geben und überbacken, bis der Käse zerlaufen ist.

Pro Portion
1270/303 kJ/kcal • 28 g Eiweiß
13 g Fett • 16 g Kohlenhydrate
4 g Ballaststoffe
88 mg Cholesterin

Tipp Servieren Sie das Knäckebrot mit frischem Feldsalat und einem leichten Joghurtdressing.

Variante Knäcke mit geraspeltem Apfel und Roquefort belegen, überbacken und mit Trauben oder Oliven garnieren.

Filetsteak mit krossem Käseknäcke

1 Den Brokkoli waschen, putzen und in Röschen zerteilen. Den Brühwürfel mit etwas Wasser aufkochen und den Brokkoli darin etwa 8 Minuten kochen. Herausheben, kalt abbrausen und abtropfen lassen.

2 Den Backofen auf 175 °C (Umluft 150 °C, Gas Stufe 2) vorheizen.

3 Käse reiben und auf die Knäckebrote streuen. Die Brote auf der obersten Schiene etwa 5 Minuten überbacken.

4 Inzwischen das Filetsteak kurz kalt abspülen und trocken-tupfen. Das Öl erhitzen und das Steak darin von jeder Seite etwa 2 Minuten braten. Mit Salz und Pfeffer würzen. Die Mandeln kurz im Bratfett bräunen.

5 Das Steak mit dem Brokkoli anrichten. Die gebräunten Mandeln über dem Brokkoli verteilen. Mit dem Haferkorn-Käse-Knäcke servieren.

Pro Portion

1819/434 kJ/kcal • 48 g Eiweiß
18 g Fett • 20 g Kohlenhydrate
10 g Ballaststoffe
112 mg Cholesterin

Für 1 Portion

Filetsteak mit Brokkoli:
- 300 g Brokkoli
- 1 Brühwürfel
- 150 g Filetsteak
- 1 TL Olivenöl
- Salz, Pfeffer aus der Mühle
- 1 EL gehobelte Mandeln
Käseknäcke:
- 20 g Schnittkäse (30 % Fett i. Tr.)
- 2 Scheiben Haferkorn-knäckebrot

■ *Zubereitungszeit: 30 Minuten*

Spinat-Kartoffel-Gratin

1 Kartoffeln waschen und mit Schale in 20 Minuten garen.

2 Wasser aufkochen und den Blattspinat kurz darin auftauen lassen. Herausheben, kalt abbrausen, abtropfen lassen.

3 Backofen auf 200 °C (Umluft 180 °C, Gas Stufe 3–4) vorheizen. Auflaufform ausfetten.

4 Kartoffeln abgießen, pellen und in Scheiben schneiden. In die Form legen, salzen und pfeffern. Den Spinat darüber verteilen und würzen.

5 Die Knäckebrotscheiben halbieren und den Spinat damit abdecken. Den Käse darüber reiben.

6 Den Auflauf in den heißen Backofen auf die mittlere Einschubleiste geben und etwa 15 Minuten überbacken.

Pro Portion

1523/362 kJ/kcal • 22 g Eiweiß
12 g Fett • 38 g Kohlenhydrate
13 g Ballaststoffe
11 mg Cholesterin

Für 1 Portion

- 2 kleine Kartoffeln
- 300 g Blattspinat (TK)
- Salz, Pfeffer aus der Mühle
- frisch geriebene Muskatnuss
- 2 Scheiben Sesamknäckebrot
- 30 g Schnittkäse (30 % Fett i. Tr.)
Außerdem:
- 1 TL Olivenöl für die Form

■ *Zubereitungszeit: 45 Minuten*

Für 4 Portionen

- 4 Scheiben Haferkorn-
  knäckebrot

Belag:

- 2 Knoblauchzehen
- 1 Zwiebel
- 2 Tomaten
- 150 g Mozzarella
- 4 mit Paprika gefüllte Oliven
  aus dem Glas
- 1 rote Paprikaschote
- 1 Bund Basilikum
- 1 Scheibe Gouda
- 1 Beet Kresse
- 4 TL Olivenöl
- Salz, Pfeffer aus der Mühle
- 6 Scheiben Salami

■ *Zubereitungszeit:*
  25 Minuten

Knäcke-Pizza-Platte

1 Den Knoblauch abziehen und fein hacken. Die Zwiebel abziehen und in Ringe schneiden. Die Tomaten waschen, Stielansätze entfernen und das Fruchtfleisch in Scheiben schneiden.

2 Mozzarella und Oliven abtropfen lassen und beides in Scheiben schneiden. Paprikaschote waschen, halbieren, putzen und das Fruchtfleisch in feine Streifen schneiden.

3 Die Basilikumblättchen waschen, trocknen, von den Stängeln zupfen und in feine Streifen schneiden. Den Käse ebenfalls in dünne Streifen schneiden. Die Kresse waschen und trocknen.

4 Den Backofen auf 200 °C (Umluft 180 °C, Gas Stufe 3–4) vorheizen. Alle Knäckebrotscheiben nebeneinander auf ein Backblech legen.

5 Die Haferkornknäckebrote mit Olivenöl beträufeln und mit Knoblauch bestreuen. 2 Brot-

scheiben abwechselnd mit Tomaten und Mozzarella belegen. Mit Salz und Pfeffer würzen. Nach Belieben entweder Oliven, Zwiebelringe, Paprika- und/oder Basilikumstreifen darauf anrichten und mit Kresse bestreuen.

6 Auf die restlichen Knäckebrote je 1 Tomaten- und 3 Salamischeiben verteilen, mit Oliven und Käsestreifen belegen. Mit Salz und Pfeffer würzen.

7 Die belegten Brote in den heißen Backofen auf die mittlere Einschubleiste geben und 5 Minuten überbacken.

8 Die restlichen Tomaten- und Mozzarellascheiben mit Basilikum bestreuen und separat dazu servieren.

Pro Portion

1120/268 kJ/kcal • 14 g Eiweiß
18 g Fett • 12 g Kohlenhydrate
4 g Ballaststoffe
34 mg Cholesterin

Tipp Sie können den Belag natürlich nach Belieben variieren, je nachdem, was der Kühlschrank gerade parat hält. Denn das ist das Schöne an dieser Zubereitungsart mit Knäckebrot, man kann sich spontan dazu entscheiden und erhält immer ein vollwertiges kleines Gericht.

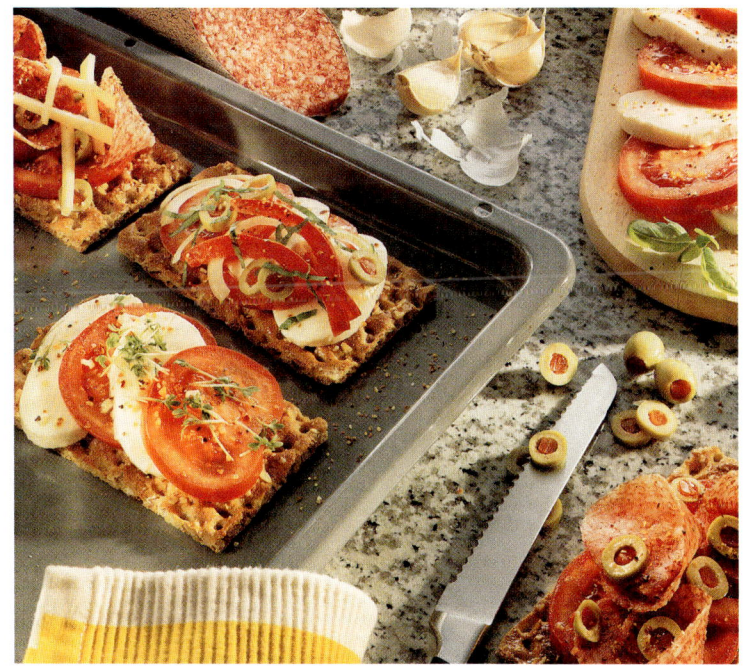

Single-Knäcke-Pizza

1 Backofen auf 200 °C (Um- luft 180 °C, Gas Stufe 3–4) vor- heizen.

2 Tomate waschen, Stielansatz entfernen und das Fruchtfleisch in Scheiben schneiden. Pilze putzen und vierteln. Den Schnittlauch waschen, trocknen und in Röllchen schneiden.

3 Das Knäckebrot auf einen hitzebeständigen Teller legen und mit Tomate, Champignons, Salami und dem Großteil des Schnittlauchs belegen. Die

Knäcke-Pizza mit Salz und Pfef- fer würzen. Den Käse reiben, obenauf verteilen.

4 Die Brote im heißen Ofen etwa 7 Minuten überbacken. Herausnehmen, mit dem restli- chen Schnittlauch bestreuen und sofort servieren.

Pro Portion

941/223 kJ/kcal • 18 g Eiweiß
10 g Fett • 17 g Kohlenhydrate
10 g Ballaststoffe
15 mg Cholesterin

Für 1 Portion

- 3 Scheiben Ballaststoff- knäckebrot

Belag:
- 1 kleine Fleischtomate
- 5 kleine Champignons
- 1 Bund Schnittlauch
- 3 Scheiben Salami
- Salz, Pfeffer aus der Mühle
- 30 g Schnittkäse
  (30 % Fett i. Tr.)

■ **Zubereitungszeit:
20 Minuten**

Knäckebrot als Beilage

Zu was das rechteckige Brot am besten passt, ist aufgrund der zahlreichen Möglichkeiten schwer zu sagen. Probieren Sie einfach die folgenden Rezepte aus, sie stammen aus verschiedenen Ländern und stellen lediglich eine Auswahl dessen dar, zu was Knäckebrot als Begleiter harmoniert.

Spanische Zucchinicremesuppe

Für 1 Portion

- 1 kleine Stange Porree
- 1 Zucchini (ca. 100 g)
- 100 ml Gemüsebrühe
- 2 EL Schmelzkäse (Halbfettstufe)
- Salz, Pfeffer aus der Mühle
- Paprikapulver

Außerdem:
- 1 Scheibe Sesamknäckebrot
- 20 g geriebener Käse

■ *Zubereitungszeit: 25 Minuten*

1 Den Porree waschen, putzen und in Ringe schneiden. Zucchini waschen, putzen und in kleine Stücke schneiden.

2 Porree und Zucchini in einen Topf geben und die Brühe zugießen; eventuell etwas Wasser zufügen, damit das Gemüse bedeckt ist. Zum Kochen bringen und bei mittlerer Hitze etwa 10 Minuten garen.

3 Den Backofen auf 175 °C (Umluft 150 °C, Gas Stufe 2) vorheizen.

4 Das weiche Gemüse mit dem Pürierstab eines Handrührers pürieren. Den Schmelz-

käse unter Rühren darin zerlaufen lassen. Die Suppe mit Salz, Pfeffer und Paprikapulver würzen.

5 Das Sesamknäcke mit dem geriebenen Käse bestreuen. In den heißen Backofen auf die oberste Einschubleiste geben und die Brote etwa 5 Minuten überbacken. Herausholen und heiß zur Suppe servieren.

Pro Portion
1197/285 kJ/kcal • 23 g Eiweiß
16 g Fett • 13 g Kohlenhydrate
4 g Ballaststoffe
36 mg Cholesterin

Variante Cremesuppen lassen sich aus vielen Gemüsearten zubereiten. Ob Artischocken, Erbsen, Kürbis, Mais, Möhren, Paprika oder Spargel – die Wahl des Gemüses sollten Sie entsprechend dem saisonalen Angebot treffen. Mit Käse überbackene Knäckebrotscheiben passen auf jeden Fall bestens dazu. Dabei können Sie noch die Geschmacksrichtung des Brots je nach Lust und Laune variieren.

Griechischer Salat mit Knäcke

1 Reis-Getreide-Mischung nach Packungsangabe zubereiten, kalt abspülen, abtropfen lassen.
2 Inzwischen die Paprikaschote waschen, halbieren, putzen und das Fruchtfleisch in grobe Würfel schneiden. Die Zwiebel abziehen und grob hacken. Mais und Oliven abtropfen lassen.
3 Alle vorbereiteten Salatzutaten in einer Schüssel mischen.
4 Für das Dressing Knoblauch abziehen und zerdrücken. Mit

Essig, Salz und Pfeffer verrühren und das Olivenöl unterschlagen. Über den Salat geben.
5 Die Knäckebrote mit Frischkäse bestreichen und mit Lachsschinken belegen. Zum Salat servieren.

Pro Portion
2918/696 kJ/kcal • 25 g Eiweiß
30 g Fett • 80 g Kohlenhydrate
13 g Ballaststoffe
29 mg Cholesterin

Für 1 Portion

- 65 g 7-Corn-Equilinia (Reis-Getreide-Mischung)
- 1 rote Paprikaschote
- 1 kleine Zwiebel
- 50 g Gemüsemais (Dose)
- 25 g schwarze Oliven
- $1/2$ Knoblauchzehe
- 1 EL Weißweinessig
- Salz, Pfeffer, 1 EL Olivenöl
- 2 Scheiben Sesamknäckebrot
- 1 EL Frischkäse (fettreduziert)
- 2 Scheiben Lachsschinken

■ *Zubereitungszeit:
30 Minuten*

Puszta-Salat

1 Die Paprikaschoten (vorzugsweise gelb und rot) und die Tomaten waschen, putzen und das Fruchtfleisch beider klein würfeln. Die Zwiebel abziehen und fein hacken. Die Cornichons und die Wurst in kleine Würfel schneiden. Den Mais gut abtropfen lassen.
2 Alle Salatzutaten in einer Schüssel vermischen.
3 Für das Dressing Joghurt und Sahne miteinander verrühren. Den Knoblauch abziehen

und durch eine Knoblauchpresse dazudrücken.
4 Die Kräuter in das Dressing einrühren, salzen und pfeffern. Das Dressing über den Salat geben.
5 Die Knäckebrote zum Salat reichen.

Pro Portion
1459/347 kJ/kcal • 14 g Eiweiß
18 g Fett • 32 g Kohlenhydrate
10 g Ballaststoffe
42 mg Cholesterin

Für 2 Portionen

- 2 kleine Paprikaschoten
- 2 kleine Tomaten
- 1 kleine Zwiebel
- 3 Cornichons
- 1 Debrecziner Wurst (50 g)
- 2 EL Maiskörner (aus der Dose)
- 1 Becher Magermilchjoghurt (150 g)
- 4 EL Sahne
- 2 Knoblauchzehen
- 2 EL gemischte gehackte Kräuter
- Salz, Pfeffer aus der Mühle
Außerdem:
- 4 Scheiben Mehrkornknäckebrot

■ *Zubereitungszeit:
20 Minuten*

Variante Sie können auch Joghurt mit 3,5 Prozent Fettgehalt verwenden und lassen dafür die Sahne weg.

Für 1 Portion

- 1 EL Pflanzenöl
- 100 g Rinderfilet, in Scheiben geschnitten
- 2 Möhren (80 g)
- Salz
- 1 kleine Zwiebel (30 g)
- 2 Kartoffeln (80 g)
- Pfeffer aus der Mühle
- 2 Pimentkörner
- 1 kleines Lorbeerblatt
- 5 EL Altbier bzw. dunkles Bier
- 200 ml Brühe
- 40 g mittelalter Gouda, gerieben

Außerdem:

- 2 Scheiben Ballaststoffknäckebrot

■ *Zubereitungszeit:*
45 Minuten

Sjömannsbiff

1 Die Hälfte vom Öl erhitzen und das Fleisch darin beidseitig kurz anbraten. Herausnehmen und abtropfen lassen.
2 Den Backofen auf 175 °C (Umluft 150 °C, Gas Stufe 2) vorheizen. Eine Auflaufform mit dem restlichen Öl einfetten.
3 Möhren waschen, putzen, in Scheiben schneiden und in Salzwasser kurz blanchieren. Abgießen und abtropfen lassen.
4 Zwiebel abziehen und in Scheiben schneiden. Kartoffeln waschen, schälen und ebenfalls in dünne Scheiben schneiden.
5 Die Hälfte der Fleischscheiben in die Form legen. Darauf die Möhren, das restliche Fleisch und die Zwiebeln schichten. Mit den Kartoffelscheiben abdecken. Salzen, pfeffern. Die Pimentkörner zerdrücken und mit dem Lorbeerblatt zugeben. Bier und Brühe zugießen. Mit Käse bestreuen.
6 Den Auflauf im heißen Backofen etwa 30 Minuten garen. Dazu das Ballaststoffknäcke servieren.

Pro Portion

2332/555 kJ/kcal • 37 g Eiweiß
33 g Fett • 25 g Kohlenhydrate
10 g Ballaststoffe
42 mg Cholesterin

Für 1 Portion

- 2 feste Tomaten
- 150 g Magerquark
- 3 EL Milch
- 2 Bund frische Kräuter
- 1 kleine Zwiebel
- Pfeffer
- Paprikapulver
- Knoblauchsalz

Außerdem:

- 2 Scheiben Roggenvollkornknäckebrot

■ *Zubereitungszeit:*
10 Minuten

Mit Kräuterquark gefüllte Tomaten

1 Die Tomaten waschen und jeweils den Stielansatz so großzügig abschneiden, dass ein Deckel entsteht. Die Samen mit einem Löffel herauskratzen.
2 Den Quark mit der Milch glatt rühren. Kräuter waschen und fein hacken. Die Zwiebel abziehen und fein würfeln. Beides unter den Quark mischen. Mit Pfeffer, Paprikapulver und Knoblauchsalz würzen.
3 Den Kräuterquark in die Tomaten füllen und die Deckel wieder aufsetzen.
4 Die Knäckebrote mit dem restlichen Kräuterquark bestreichen und dazu servieren.

Pro Portion

1067/253 kJ/kcal • 27 g Eiweiß
3 g Fett • 29 g Kohlenhydrate
7 g Ballaststoffe
6 mg Cholesterin

Süßes mit Knäcke

Kann denn Süßes Sünde sein? Nicht, wenn gleichzeitig Ballast- und wichtige Mineralstoffe sowie Vitamine mit aufgenommen werden. Diese Beispiele zeigen, wie man mit Knäckebrot fabelhafte Desserts und feine »Backwaren« zubereiten kann.

Pfannkuchen mit Sirup

Für 2 Portionen

- 80 g Mehl
- 1/4 TL Backpulver
- 1 Scheibe Haferkorn-knäckebrot
- 1 Prise Salz
- 1 Ei
- 1 TL Pflanzenöl
- 2 TL Ahornsirup

■ *Zubereitungszeit: 20 Minuten*

1 Das Mehl in eine Schüssel sieben und mit dem Backpulver vermengen. Das Haferkornknäcke fein zerbröseln und unter die Mehlmischung heben.

2 Den Teig mit Salz würzen. Das Ei zufügen und alles mit den Quirlen des Handrührgeräts zu einem glatten Teig verarbeiten; dabei je nach Konsistenz noch etwas Mineralwasser unterrühren.

3 Das Öl in einer Pfanne erhitzen. Zunächst die Hälfte des Teigs einfüllen, dabei die Pfanne schwenken, damit der Teig zerlaufen kann. Den Pfannkuchen von beiden Seiten goldgelb backen, herausnehmen und warm halten. Den restlichen Teig in die heiße Pfanne geben, ebenso durch Schwenken verlaufen lassen und einen zweiten Pfannkuchen ausbacken.

4 Auf zwei Teller je einen Pfannkuchen legen, mit Ahornsirup bestreichen und sofort servieren.

Pro Portion

976/233 kJ/kcal • 8 g Eiweiß
6 g Fett • 37 g Kohlenhydrate
2 g Ballaststoffe
109 mg Cholesterin

Tipp Der Teig für diesen holländischen »Strooppannekoek« wird lockerer, wenn man das Ei trennt, das Eiweiß zu Eischnee steif schlägt und erst dann unter den Teig hebt.

Variation Für herzhafte Speckpfannkuchen etwa 30 Gramm durchwachsenen Speck in Streifen schneiden, dem Pfannkuchenteig zugeben und die Pfannkuchen ausbacken. Dabei muss man mit 390 Kilokalorien pro Pfannkuchen rechnen.

Für ca. 12 Stücke

- 200 g Zartbitterschokolade
- 120 g weiche Butter
- 120 g Puderzucker
- 2 EL Kakaopulver
- 1 EL lösliches Kaffeepulver
- 1 Packung Weizenknäckebrot (250 g)
- 40 g gehackte Mandeln

■ **Zubereitungszeit:**
45 Minuten
Kühlzeit: 60 Minuten

Kalter Hund

1 Die Schokolade im Wasserbad schmelzen.
2 Butter und Puderzucker mit den Quirlen des Handrührers schaumig rühren, Kakao- und Kaffeepulver nach und nach zugeben. Schokolade unterrühren.
3 Eine Kastenform (30 Zentimeter Länge) mit Backpapier auskleiden und den Boden mit Knäcke auslegen. Ein Viertel der Schokocreme darauf verteilen, zwei weitere Lagen ebenso einschichten.

4 Das letzte Viertel Creme mit Mandeln verrühren, aufstreichen und mit den restlichen Knäckebrotscheiben abdecken.
5 Den Kalten Hund 1 Stunde im Kühlschrank auskühlen lassen. Auf eine Platte stürzen und in Scheiben schneiden.

Pro Stück
1232/294 kJ/kcal • 5 g Eiweiß
17 g Fett • 30 g Kohlenhydrate
5 g Ballaststoffe
25 mg Cholesterin

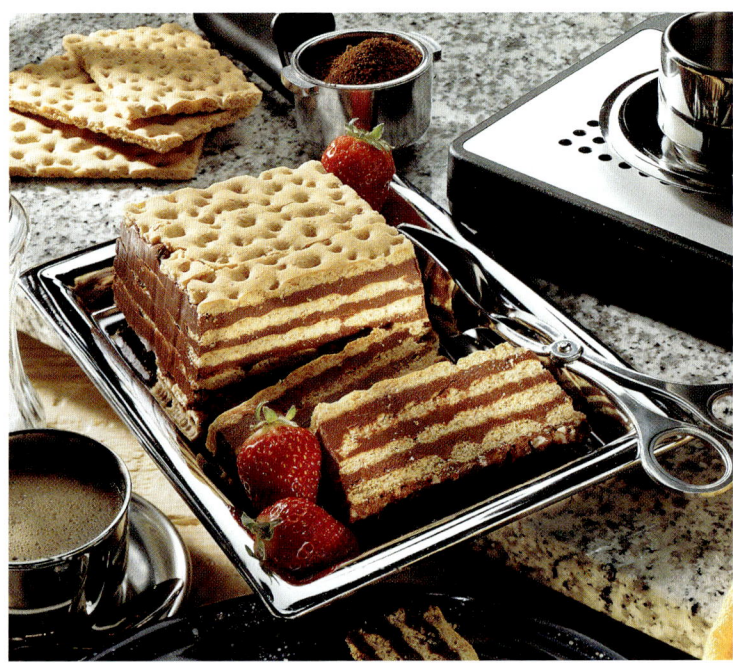

Knäckebrot für die Kaffeetafel: Bei diesem Kalten Hund kommt der feine Schokogeschmack so richtig zur Geltung.

Beeren-Tiramisu

Für 4 Portionen

1 Die Beeren waschen, putzen bzw. verlesen und die Erdbeeren vierteln. Einige schöne Beeren für die Garnitur zurückbehalten.

2 Mascarpone, Joghurt, Magerquark und Eierlikör mit Vanillezucker und Zucker gut verrühren.

3 Die Knäckebrotscheiben in eine flache, rechteckige Form legen. Mit Kirschlikör beträufeln und die Beeren darauf verteilen. Die Mascarponecreme darüber streichen.

4 Die Form in den Kühlschrank stellen und das Dessert etwa 1 Stunde auskühlen lassen.

5 Das Beeren-Tiramisu vor dem Servieren leicht mit Kakaopulver bestreuen und nach Belieben mit Zitronenmelisse und den Erdbeeren garnieren.

Pro Portion

1106/264 kJ/kcal • 7 g Eiweiß
15 g Fett • 21 g Kohlenhydrate
3 g Ballaststoffe
51 mg Cholesterin

- 200 g gemischte Beeren (z. B. Erdbeeren, Johannisbeeren, Brombeeren)
- 125 g Mascarpone
- 2 EL Magermilchjoghurt
- 3 EL Magerquark
- 2 Tl Eierlikör
- 1 TL Vanillezucker
- 1$1/2$ EL Zucker
- 4 Scheiben Weizenknäckebrot
- 2 cl Kirschlikör
- Kakaopulver zum Bestreuen
- Zitronenmelisse für die Garnitur

■ *Zubereitungszeit: 25 Minuten Kühlzeit: 1 Stunde*

Tipp Um ein schönes Motiv auf dem fertigen Dessert zu bekommen, kann man sich aus Pappe eine Schablone in der entsprechenden Größe basteln, aus der man beliebige Muster ausschneidet. Die Schablone hält man dann knapp über der Dessertoberfläche und siebt das Kakaopulver darüber. Nach Entfernen der Schablone sieht man das braune Motiv.

Tipp für den Kindergeburtstag Einige Scheiben Roggenknäckebrot auf Alufolie legen und mit heißer Schokolade bzw. aufgelöster Kuvertüre übergießen, wahlweise mit gemahlenen Nüssen, Mandelstiften, bunten Streuseln etc. bestreuen und erkalten lassen. Nach Belieben in kleinere Stücke brechen. Die knackigen Köstlichkeiten schmecken allen und sind dazu gesund. Auch Zimtknäckebrot oder (selbst gebackenes) Milchknäckebrot (siehe Seite 94) eignet sich dazu. Wenn es schnell gehen soll: fertige Schokohappen mit Knusper-Knäcke sind im Handel erhältlich.

Die 7-Tage-Fitnesskur

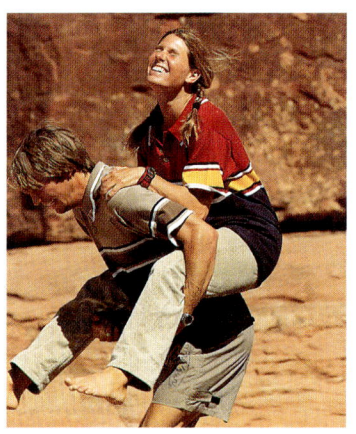

Mit einer vollwertigen Ernährung rund ums Knäckebrot ist es kinderleicht, in Form zu bleiben.

Auf der Suche nach einer geeigneten Diät landen leider nicht alle bei Knäckebrot. Doch gerade damit lässt sich eine ausgewogene Ernährung auf lange Sicht gewährleisten. Mit dieser Kur werden täglich etwa 1200 Kilokalorien aufgenommen.

Macht Knäckebrot schlank?

Eine Scheibe Knäckebrot hat zwischen 26 Kilokalorien (Milchknäcke) und 53 Kilokalorien (Sesamknäcke). Im Vergleich zu anderen Brotsorten, die pro Scheibe (ca. 50 Gramm) zwischen 100 Kilokalorien (Pumpernickel, Roggenschrotbrot) und 130 Kilokalorien (1 Brötchen) einbringen, ist das wenig. Im absoluten Vergleich hat jedoch Knäckebrot mit 333 Kilokalorien pro 100 Gramm die meisten Kalorien von allen Broten. Aber 100 Gramm Knäckebrot sind sechs bis zehn Scheiben. Und die verzehrt man pro Mahlzeit wohl selten. Zwei, drei Scheiben Graubrot oder zwei Semmeln, die jeweils ebenfalls um die 300 Kilokalorien ausmachen, sind dagegen schnell »verputzt«. Knäckebrot ist also insofern Schlankheitskost, als man weniger davon, dafür aber bewusster isst und dem Körper mit jedem Bissen eine Fülle wertvoller Inhaltsstoffe zuführt.

Naturreines Knäckebrot ist nicht Quantität, sondern Qualität, die schmeckt. Es ist weniger Schlankheitskost, sondern vielmehr schlanke Vollwertnahrung. Damit ist Knäckebrot für eine bewusste Ernährung und für eine langfristige, dauerhafte Gewichtsabnahme geeignet.

Ideales Kurprogramm

Diese Ernährungsform mit und rund ums Knäckebrot ist für jedermann gedacht. Ausgewogene Kost, kombiniert mit regelmäßiger Bewegung, soll Kraft und Energie schenken und den Organismus entschlacken. Dass nach Beendigung der Kurwoche (je nach Konstitution) bis zu sechs Pfund auf der Strecke geblieben sind, ist für viele ein erwünschter Nebeneffekt, soll aber nicht unbedingt Hauptziel des Programms sein.

Die Kur auf Knäckebrotbasis ist keine Diät, sondern basiert auf einer normalen Ernährung mit viel Vollkorn und Ballaststoffen, die mit etwa 1200 Kalorien pro Tag nur etwas knapper ausfällt als üblich. Durch die ausgewogene Zusammenstellung der Lebensmittel wird der Organismus mit allen wichtigen Stoffen versorgt, man fühlt sich energiegeladen und wird auch satt.

Wer feststellt, dass Ernährungssünden überhand nehmen, dass man sich an den Schlemmereien aber nicht mehr richtig freuen kann, sich überdrüssig, schlaff und lustlos fühlt, der sollte sich so eine Kurwoche quasi als Zäsur gönnen, als Schritt, der wieder zurückführt zu einer abwechslungsreichen, bewussten und ausgewogenen Ernährung und zu neuer Lebensfreude.

Das Kurprogramm ist beliebig oft wiederholbar und somit als Maßnahme zur dauerhaften Gewichtsreduzierung unbedingt geeignet.

In Bewegung bleiben

Während der Kurtage sollte man regelmäßig Bewegung haben, am besten ein- bis zweimal täglich für eine halbe oder eine ganze Stunde. Was man dabei tut, bleibt jedem selbst überlassen, aber mehrmals während der Kurdauer sollte man schon ins Schwitzen kommen. Was auch Nicht-Sportler leicht bewerkstelligen können, ist zügiges Spazierengehen mit ausladenden Armbewegungen. Noch besser ist es, wenn man schwimmt, joggt, Tennis spielt, Rad fährt oder Gymnastik betreibt. Es soll Ihnen Spaß machen, damit Sie nicht Gefahr laufen, nach ein, zwei Tagen schon aufzugeben. Bewegung kurbelt den Stoffwechsel an und hilft dem Körper, überflüssige Pfunde loszuwerden.

Viel Trinken ist wichtig

Während der Kurtage sollten, wie sonst auch, pro Tag mindestens zwei Liter getrunken werden, besser noch drei. Am geeignetsten sind natriumarme Mineralwässer, grüner Tee, Kräuter- und Früchtetees oder ungesüßte verdünnte Fruchtsäfte. Auf Alkohol und Nikotin soll möglichst verzichtet werden. Auch mit Kaffee sollte man sparsamer als sonst umgehen.

Morgens ein Glas lauwarmes (Mineral-)Wasser mit zwei Teelöffeln Apfelessig (und nach Belieben einem Teelöffel Honig) in kleinen Schlucken getrunken, fördert die Verdauung, wirkt stoffwechselanregend, belebend und unterstützt das Abnehmen. Trinken Sie auch vor den Mahlzeiten jeweils ein Glas Mineralwasser, das bremst den Appetit.

Abwechslungsreicher Speiseplan

Es folgt ein Speiseplan für eine Person für sieben Fitnesstage. Wenn Sie etwas nicht mögen, können Sie die einzelnen Mahlzeiten beliebig austauschen. Oder Sie greifen auf Gerichte aus dem vorhergehenden Rezeptteil zurück, doch achten Sie darauf, dass Sie insgesamt auf nicht mehr als 1200 bis 1300 Kilokalorien täglich kommen. Wenn Sie zwischendurch Hunger bekommen, knabbern Sie einfach zusätzlich ein Knäckebrot.

Denken Sie daran, die Mahlzeiten langsam und bewusst zu verzehren, damit Sie den Sättigungszeitpunkt nicht verpassen. Das Gefühl der Sättigung tritt etwa 15 Minuten nach Beginn der Mahlzeit ein.

1. Tag

Frühstück

Salami auf Sesamknäcke

Für 1 Portion

- 2 Scheiben Sesamknäckebrot

Belag:
- 1 kleines Bund glatte Petersilie
- 2 EL Magerquark
- 1 TL Magermilch
- Salz, Pfeffer aus der Mühle
- 2 Scheiben Salami

Als Getränk: Kaffee oder Tee

■ *Zubereitungszeit:*
10 Minuten

1 Die Petersilie waschen, trocknen, fein hacken und etwas für die Garnitur zur Seite legen.
2 Den Quark mit der Milch glatt rühren. Die Petersilie unterrühren. Salzen, pfeffern.
3 Die Knäckebrotscheiben mit Kräuterquark und Salami belegen. Mit der restlichen Petersilie garnieren.

Pro Portion
860/204 kJ/kcal • 15 g Eiweiß
8 g Fett • 19 g Kohlenhydrate
2 g Ballaststoffe
11 mg Cholesterin

Zwischenmahlzeit

Beerenkefir

Für 1 Portion

- 1 TL TK-Beerenmischung
- 125 g Kefir (fettarm)

Außerdem:
- 1 Scheibe Mjölkknäckebrot

■ *Zubereitungszeit:*
5 Minuten

1 Die Beerenmischung auftauen lassen und durch ein Sieb streichen.
2 Das Fruchtmus unter den Kefir rühren. Mit dem Milchknäckebrot verzehren.

Pro Portion
657/157 kJ/kcal
9 g Eiweiß • 4 g Fett
17 g Kohlenhydrate
1 g Ballaststoffe
15 mg Cholesterin

Mittagessen
Schweinefilet chinesisch

1 Möhren, Zucchini, Paprikaschote und Staudensellerie waschen, putzen bzw. schälen und in feine Scheiben schneiden. Sojasprossen zum Gemüse geben. Die Chilischote waschen, halbieren, Stielansätze, Samen und Scheidewände entfernen und das Fruchtfleisch fein hacken. Den Knoblauch abziehen und fein hacken.
2 Das Schweinefilet in Streifen schneiden und in Stärkemehl wenden. Das Öl erhitzen und das Fleisch darin etwa 2 Minuten braten. Mit Salz und Pfeffer würzen. Das Fleisch herausnehmen und warm stellen.

3 In dem verbliebenen Fett nach und nach das Gemüse unter ständigem Rühren braten, dabei mit den Möhren beginnen und mit Chili- und Knoblauchstücken abschließen. Mit Gemüsebrühe ablöschen und das Gemüse in 5 Minuten gar dünsten.
4 Das Fleisch unter das Gemüse mischen und mit Sojasauce, Salz und Pfeffer würzen. Mit dem Knäckebrot verspeisen.

Pro Portion
1499/357 kJ/kcal • 33 g Eiweiß
11 g Fett • 31 g Kohlenhydrate
15 g Ballaststoffe
70 mg Cholesterin

Für 1 Portion
- 2 kleine Möhren
- 2 kleine Zucchini
- 1/2 rote Paprikaschote
- 2 kleine Stangen Staudensellerie
- 3 EL Sojasprossen
- 1/2 rote Chilischote
- 1/2 Knoblauchzehe
- 100 g Schweinefilet
- 1 TL Stärkemehl
- 1 TL Olivenöl
- Salz, Pfeffer aus der Mühle
- 150 ml Instant-Gemüsebrühe
- 1 EL Sojasauce
Außerdem:
- 2 Scheiben Mjölkknäckebrot

■ *Zubereitungszeit: 25 Minuten*

Zwischenmahlzeit
Gewürzte Papaya

1 Die Papaya entkernen. Sollte Papaya übrig bleiben, diese mit Klarsichtfolie bedecken und im Kühlschrank aufbewahren.
2 Die Limette auspressen, den Saft über die Papaya träufeln.
3 Das Fruchtfleisch der Papaya aus der Schale löffeln.

4 Zur Papaya das Sesamknäcke knabbern.

Pro Portion
333/79 kJ/kcal • 3 g Eiweiß
2 g Fett • 12 g Kohlenhydrate
0 g Ballaststoffe
4 mg Cholesterin

Für 1 Portion
- 1/2 Papaya
- 1/2 Limette
Außerdem:
- 1 Scheibe Sesamknäckebrot

■ *Zubereitungszeit: 5 Minuten*

Für 1 Portion

- $1/4$ Eisbergsalat (100 g)
- 1 kleiner roter Apfel
- 30 g Schnittkäse
  (30 % Fett i. Tr.)

Dressing:

- $1/2$ Bund Schnittlauch
- 1 TL Weißweinessig
- 1 TL Olivenöl
- Salz, Pfeffer aus der Mühle

Außerdem:

- 2 Scheiben Haferkorn-
  knäckebrot

■ **Zubereitungszeit:
  15 Minuten**

*Haferknäcke mit seinem
feinen nussigen Geschmack
passt sehr gut zu den Käse-
würfeln in diesem Salat.*

Abendessen

Käsesalat

1 Den Salat waschen, putzen, in feine Streifen schneiden und in eine Schüssel geben.

2 Den Apfel waschen, Kerngehäuse entfernen und das Fruchtfleisch in dünne Scheiben schneiden. Den Käse in kleine Würfel schneiden. Beides auf den Salat geben.

3 Für das Dressing den Schnittlauch waschen, trocknen und in Röllchen schneiden.

4 Den Essig mit den Schnittlauchröllchen und dem Öl verrühren, salzen und pfeffern. Über den Salat geben.

5 Das Haferkornknäcke zum Salat essen.

Pro Portion

1070/256 kJ/kcal • 13 g Eiweiß
10 g Fett • 27 g Kohlenhydrate
7 g Ballaststoffe
11 mg Cholesterin

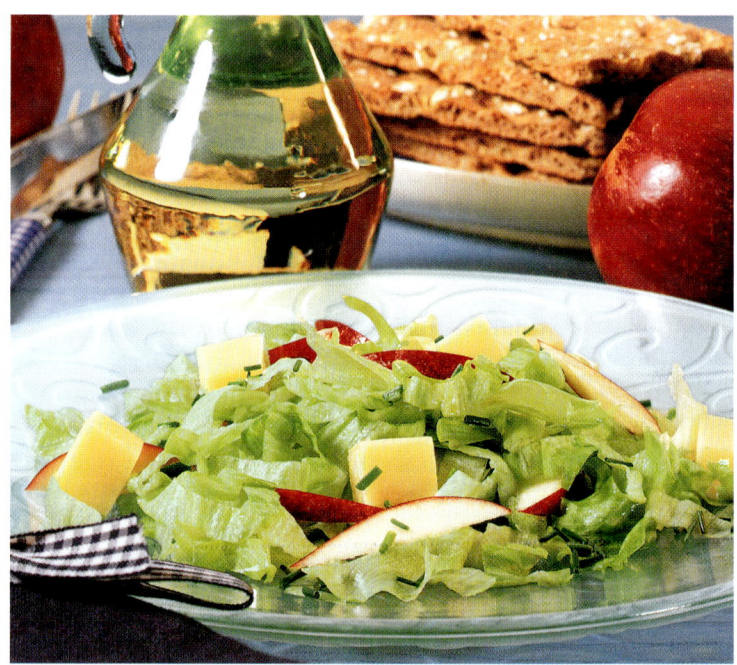

Weitere Zwischenmahlzeiten für alle Tage

Frühjahrsknäcke

1 Radieschen, Tomate und Gurke waschen bzw. putzen. Das Gemüse und das Ei in Scheiben schneiden. Den Schnittlauch waschen und in Röllchen schneiden.
2 Die Scheiben abwechselnd auf das Brot legen. Die Schnitt-lauchröllchen darüber streuen. Mit Salz und Pfeffer würzen.

Pro Portion
432/103 kJ/kcal • 6 g Eiweiß
4 g Fett • 10 g Kohlenhydrate
3 g Ballaststoffe
109 mg Cholesterin

Für 1 Portion
● 1 Scheibe Weizenknäckebrot
Belag:
● 2 Radieschen
● 1 Tomate
● 1 Stück Salatgurke
● 1/2 hart gekochtes Ei
● Schnittlauch, Salz, Pfeffer

■ *Zubereitungszeit: 5 Minuten*

Mohnknäcke pikant

1 Die Salatblätter waschen und trocknen. Das Gurkenstück in Scheiben schneiden.
2 Das Knäckebrot mit so viel Meerrettich bestreichen, dass es die gewünschte Schärfe hat.
3 Die Salatblätter, die Gurken-scheiben und den Aufschnitt optisch ansprechend auf die bestrichenen Brote legen.

Pro Portion
446/107 kJ/kcal • 11 g Eiweiß
3 g Fett • 9 g Kohlenhydrate
3 g Ballaststoffe
24 mg Cholesterin

Für 1 Portion
● 1 Scheibe Mohnknäckebrot
Belag:
● einige Salatblätter
● 1 Stück Gurke
● etwa 1 TL frisch geriebener Meerrettich
● 2 Scheiben Geflügelwurst oder Putenbrust

■ *Zubereitungszeit: 7 Minuten*

Möhren-Apfel-Saft

1 Möhren waschen und put-zen. Apfel waschen, Stielansatz und Kerngehäuse entfernen. Möhren und Apfelfruchtfleisch in einem Entsafter zu Saft ver-arbeiten.
2 Das Pflanzenöl zufügen, damit die fettlöslichen Vitamine verwertbar gemacht werden.
3 Je nach Geschmack mit Zitronensaft, Kerbel und/oder Ahornsirup aromatisieren.

Pro Portion
410/98 kJ/kcal • 1 g Eiweiß
2 g Fett • 18 g Kohlenhydrate
0 g Ballaststoffe
0 mg Cholesterin

Für 1 Portion
● 2 Möhren
● 1 Apfel
● 1/2 TL Pflanzenöl
● 1 Spritzer Zitronensaft
● etwas gehackter Kerbel
● 1 TL Ahornsirup nach Belieben

■ *Zubereitungszeit: 10 Minuten*

2. Tag

Frühstück

Knäcke auf schwedische Art

Für 1 Portion

- 2 Scheiben Roggenknäckebrot
Belag:
- 3 TL Frischkäse (fettreduziert)
- 1 TL Meerrettich
- 1/2 TL Schnittlauchröllchen
- 1/2 TL gehackter Dill
- 40 g Forellenfilet

■ *Zubereitungszeit:*
5 Minuten

1 Den Frischkäse mit dem Meerrettich, den Schnittlauchröllchen und dem Dill geschmeidig rühren. Nach Bedarf noch ein wenig Milch unterrühren.

2 Die Frischkäsemischung auf die beiden Scheiben Knäckebrot streichen.

3 Die Fischfilets nach Bedarf in kleine Stücke schneiden und auf die Brote legen.

Pro Portion

645/154 kJ/kcal • 14 g Eiweiß
3 g Fett • 16 g Kohlenhydrate
4 g Ballaststoffe
29 mg Cholesterin

Mittagessen

Vollkornnudeln mit Brokkoli

Für 1 Portion

- 50 g Vollkornnudeln (Rohgewicht)
- Salz
- 1 Becher Naturjoghurt (100 g)
- 2 EL Hirseflocken (10 g)
- 250 g Brokkoli
- 1/2 Knoblauchzehe
- Kräutersalz
- Pfeffer aus der Mühle
- 2 Scheiben Lachsschinken (ca. 40 g)
- 1 EL geriebener Käse (z. B. Gouda)

■ *Zubereitungszeit:*
35 Minuten

1 Die Nudeln in Salzwasser bissfest kochen.

2 Den Joghurt mit der Hälfte der Hirseflocken in einem Topf verrühren und etwa 10 Minuten quellen lassen.

3 Den Brokkoli waschen, putzen und in Röschen teilen. In wenig kochendem Salzwasser etwa 7 Minuten garen. Herausheben, abtropfen lassen.

4 Knoblauch abziehen, zerdrücken und unter den Joghurt mischen. Joghurt salzen, pfeffern und unter Rühren erhitzen.

5 Den Schinken in feine Streifen schneiden.

6 Die Brokkoliröschen und die Schinkenstreifen unter die Vollkornnudeln mischen. Den erwärmten Joghurt unterrühren und abschmecken.

7 Die restlichen Hirseflocken und den Käse aufstreuen.

Pro Portion

1602/383 kJ/kcal • 26 g Eiweiß
10 g Fett • 46 g Kohlenhydrate
11 g Ballaststoffe
44 mg Cholesterin

Zwischenmahlzeiten

Multivitamin-Kefir

Den Kefir in ein Glas oder eine Tasse füllen. Mit dem Saft verrühren und nach Wunsch auslöffeln oder trinken. Das Knäckebrot dazu essen.

Pro Portion
599/142 kJ/kcal • 5 g Eiweiß
2 g Fett • 24 g Kohlenhydrate
2 g Ballaststoffe
6 mg Cholesterin

Für 1 Portion
- 100 g Kefir (fettarm)
- 100 ml Multivitaminsaft
- 1 Scheibe Knäckebrot

■ *Zubereitungszeit:*
  5 Minuten

Eisbergsalat exotisch

1 Die Papaya schälen, entkernen und in Scheiben schneiden.
2 Den Eisbergsalat waschen und in feine Streifen schneiden.
3 Für die Vinaigrette die Limette ausdrücken. Den Limettensaft mit dem Senf verrühren und das Öl tropfenweise einrühren. Die Mischung mit Salz und Pfeffer würzen.

4 Papayascheiben und Salatstreifen vermischen und mit der Vinaigrette beträufeln. Dazu das Knäckebrot verzehren.

Pro Portion
434/103 kJ/kcal • 3 g Eiweiß
4 g Fett • 13 g Kohlenhydrate
6 g Ballaststoffe
0 mg Cholesterin

Für 1 Portion
- 1/2 Papaya
- 1/4 Eisbergsalat (100 g)
Vinaigrette:
- 1/2 Limette
- 1 TL körniger Senf
- 1 TL Olivenöl
- Salz, Pfeffer aus der Mühle
Außerdem:
- 1 Scheibe Roggenknäckebrot

■ *Zubereitungszeit:*
  10 Minuten

Abendessen

Vollkornknäcke mit Kräuterquark

1 Den Quark mit dem Mineralwasser geschmeidig rühren. Die Kräuter zugeben und untermischen. Mit Pfeffer würzen. Den Knoblauch abziehen und dazudrücken.
2 Das Knäckebrot mit der Quarkmischung bestreichen.

3 Die Gurke schälen und zu dem Kräuterbrot essen.

Pro Portion
726/171 kJ/kcal • 12 g Eiweiß
1 g Fett • 28 g Kohlenhydrate
7 g Ballaststoffe
0 mg Cholesterin

Für 1 Portion
- 2 EL Magerquark (50 g)
- 1 EL Mineralwasser
- 2 EL fein geschnittene Kräuter (Schnittlauch, Dill, Kresse)
- Pfeffer, 1/2 Knoblauchzehe
- 3 Scheiben Vollkornknäckebrot
Außerdem:
- 1/4 Salatgurke

■ *Zubereitungszeit:*
  10 Minuten

3. Tag

Frühstück

Fruchtmüsli

1 Die Knäckebrotscheiben zerkleinern und in eine Müslischale geben.
2 Die Erdbeeren waschen, putzen und halbieren.
3 Die Banane schälen und in Scheiben schneiden.
4 Den Joghurt glatt rühren und mit dem Honig süßen.

5 Erdbeerhälften, Bananenscheiben und den Joghurt unter das Knäckebrot mischen.

Pro Portion
940/224 kJ/kcal • 10 g Eiweiß
1 g Fett • 41 g Kohlenhydrate
5 g Ballaststoffe
0 mg Cholesterin

Für 1 Portion

- 2 Scheiben Mjölkknäckebrot
- 100 g Erdbeeren
- 1 Banane (60 g)
- 1 Becher Magermilchjoghurt (150 g)
- 1 TL Honig

■ *Zubereitungszeit: 10 Minuten*

Mittagessen

Hähnchenrouladen

1 Die Fleischscheiben etwas flach klopfen, mit Senf bestreichen und mit Kräutern bestreuen.
2 Die Tomate mit kochendem Wasser überbrühen und abziehen. Das Fruchtfleisch fein würfeln und so auf dem Fleisch verteilen, dass ringsherum ein Rand frei bleibt. Mit Salz und Pfeffer würzen.
3 Das Fleisch zu Rouladen aufrollen und mit Holzstäbchen feststecken, damit sie beim Schmoren nicht aufgehen.

4 Das Öl in einem Schmortopf erhitzen und die Rouladen darin von allen Seiten braun anbraten. Mit der Brühe ablöschen und zugedeckt etwa 12 Minuten schmoren lassen.
5 Die Rouladen mit dem Bratfond servieren und das Knäcke dazu knuspern.

Pro Portion
1140/271 kJ/kcal • 34 g Eiweiß
10 g Fett • 12 g Kohlenhydrate
7 g Ballaststoffe
83 mg Cholesterin

Für 1 Portion

- 125 g Hähnchenbrustfilet (2 dünne Scheiben)
- 1 TL Kräutersenf
- 4 EL gehackte Kräuter (Petersilie, Basilikum, Kerbel)
- 1 Tomate (50 g)
- Salz, Pfeffer aus der Mühle
- 1 TL Keimöl
- 100 ml Gemüsebrühe
Außerdem:
- 2 Scheiben Ballaststoffknäckebrot

■ *Zubereitungszeit: 25 Minuten*

Zwischenmahlzeiten

Pfirsichknäcke

1 Den Quark in einem Schüsselchen glatt rühren und mit dem Vanillinzucker süßen.
2 Den Pfirsich überbrühen und abziehen bzw. abtropfen lassen. In kleine Stücke schneiden und unter den Quark mischen.

3 Das Knäckebrot mit dem Pfirsichquark bestreichen.

Pro Portion
477/113 kJ/kcal • 7 g Eiweiß
1 g Fett • 19 g Kohlenhydrate
2 g Ballaststoffe
0 mg Cholesterin

Für 1 Portion
• 1 Weizenknäckebrot
Belag:
• 40 g Magerquark
• 5 g Vanillinzucker
• 30 g Pfirsich (frisch oder aus der Dose)

■ *Zubereitungszeit:
5 Minuten*

Longdrink frisch gepresst

1 Orange und Grapefruit auspressen. Die Säfte in ein hohes Glas füllen und sofort trinken.
2 Dazu das Roggenknäckebrot verzehren.

Pro Portion
611/145 kJ/kcal • 3 g Eiweiß
1 g Fett • 30 g Kohlenhydrate
3 g Ballaststoffe
0 mg Cholesterin

Für 1 Portion
• 1 Orange
• 1/2 rosa Grapefruit
Außerdem:
• 2 Scheiben dünnes Roggenknäckebrot

■ *Zubereitungszeit:
5 Minuten*

Abendessen

Schinken-Käse-Knäcke

1 Den Backofen auf 220 °C (Umluft 200 °C, Gas Stufe 4–5) vorheizen.
2 Die Knäckebrotscheiben auf ein Backblech legen. Den Schinken auflegen und mit den Käsescheiben bedecken.
3 Die belegten Brote in den heißen Backofen geben und etwa 5 Minuten überbacken.

4 Die Tomate waschen, den Stielansatz entfernen und das Fruchtfleisch vierteln. Zu den heißen Broten essen.

Pro Portion
1332/317 kJ/kcal • 30 g Eiweiß
14 g Fett • 18 g Kohlenhydrate
5 g Ballaststoffe
44 mg Cholesterin

Für 1 Portion
• 2 Scheiben Mehrkornknäckebrot
Belag:
• 30 g gekochter Schinken
• 70 g Gouda (30 % Fett i. Tr.), in Scheiben geschnitten
Außerdem:
• 1 Tomate (70 g)

■ *Zubereitungszeit:
15 Minuten*

4. Tag

Frühstück

Obstsalat mit süßem Knäckebrot

Für 1 Portion

Brot:
- 2 Scheiben Weizenknäckebrot
- 1 EL Halbfett-Butter
- 1 EL Magerquark
- 3 TL Aprikosenkonfitüre

Obstsalat:
- 1 Banane (60 g)
- 1 Orange (60 g)
- 1 Birne (60 g)
- 1 EL Zitronensaft
- 3 Spritzer Süßstoff

■ *Zubereitungszeit:*
15 Minuten

1 Knäckebrot mit Butter, Quark, Konfitüre bestreichen.
2 Banane schälen, in Scheiben schneiden. Orange waschen, schälen und das Fruchtfleisch in Stücke schneiden.
3 Die Birne waschen, Stielansatz und Kerngehäuse entfernen und das Fruchtfleisch klein schneiden.
4 Obst vermischen. Mit Zitronensaft und Süßstoff beträufeln. Dazu die Knäckebrote essen.

Pro Portion

1339/319 kJ/kcal
8 g Eiweiß
7 g Fett • 54 g Kohlenhydrate
6 g Ballaststoffe
19 mg Cholesterin

Mittagessen

Frikadellen mit Kartoffeln und Salat

Für 1 Portion

- 2 Kartoffeln (100 g)

Frikadellen:
- 1/2 Zwiebel (25 g)
- 80 g Tatar
- 1 Ei
- Salz, Pfeffer aus der Mühle

Salat:
- 1/4 Gurke
- 1/2 Zwiebel
- 1 Tomate
- 1/4 Kopfsalat
- 1/2 Knoblauchzehe
- 100 g Naturjoghurt
- 1/2 TL Senf
- Salz, Pfeffer aus der Mühle

■ *Zubereitungszeit:*
30 Minuten

1 Die Kartoffeln waschen und mit der Schale in wenig Wasser in etwa 20 Minuten gar kochen.
2 Zwiebel abziehen, hacken. Tatar mit Zwiebel, Ei, Salz und Pfeffer zu einem Fleischteig kneten. Frikadellen formen.
3 Eine beschichtete Pfanne erhitzen. Frikadellen von jeder Seite etwa 3 Minuten braten.
4 Gurke schälen, Zwiebel abziehen und beides hobeln. Tomate waschen, Stielansatz entfernen und das Fruchtfleisch in Scheiben schneiden. Kopfsalat waschen und trocknen.
5 Knoblauch abziehen und fein hacken. Joghurt mit Knoblauch, Senf, Salz und Pfeffer verrühren und über den Salat geben.
6 Pellkartoffeln, Frikadellen und Salat zusammen servieren.

Pro Portion

1470/350 kJ/kcal • 32 g Eiweiß
13 g Fett • 24 g Kohlenhydrate
4 g Ballaststoffe
276 mg Cholesterin

Zwischenmahlzeiten

Sanddorn-Flip

1 Die Buttermilch mit dem Fruchtmus mit dem Mixstab des Handrührers mixen.
2 Zu dem Getränk das Knäckebrot verzehren.

Pro Portion
643/153 kJ/kcal • 10 g Eiweiß
4 g Fett • 16 g Kohlenhydrate
1 g Ballaststoffe
10 mg Cholesterin

Für 1 Portion
● 125 g Buttermilch
● 2 EL Sanddorn-Vollfrucht
Außerdem:
● 1 Scheibe Mjölkknäckebrot

■ *Zubereitungszeit:*
   5 Minuten

Fruchtiger Hüttenkäse

1 Obst waschen, putzen bzw. schälen und in mundgerechte Stücke teilen.
2 Den Hüttenkäse verrühren und mit dem Honig süßen. Die Obststücke unterheben.
3 Die Käsemischung auf dem Knäcke verteilen und mit den

Pistazien bestreuen. Sofort essen, die Kiwi kann bitter werden.

Pro Portion
718/171 kJ/kcal • 9 g Eiweiß
5 g Fett • 21 g Kohlenhydrate
2 g Ballaststoffe
8 mg Cholesterin

Für 1 Portion
● 1 Scheibe Sesamknäckebrot
Belag:
● 50 g frisches Obst (Erdbeeren, Kiwi, Melone, Birne)
● 50 g Hüttenkäse
● 1 TL Honig
● 1 TL gehackte Pistazien

■ *Zubereitungszeit:*
   10 Minuten

Abendessen

Kerbelcremesuppe

1 Kerbel waschen, trocknen, einige Blättchen beiseite legen. Den Rest fein hacken und mit der Hälfte vom Käse verrühren.
2 Die Brühe erhitzen und den Kräuter-Frischkäse einrühren. Mit Salz und Pfeffer würzen.
3 Die Möhre waschen, schälen, fein raspeln und mit dem restlichen Frischkäse vermischen.

4 Die Mischung auf die Knäckebrote verteilen und mit den Kerbelblättchen garnieren. Zur Suppe servieren.

Pro Portion
1093/260 kJ/kcal • 17 g Eiweiß
12 g Fett • 22 g Kohlenhydrate
6 g Ballaststoffe
28 mg Cholesterin

Für 1 Portion
● 1 Bund Kerbel
● 100 g Frischkäse (fettreduziert)
● 200 ml Instant-Gemusebrühe
● Salz, Pfeffer aus der Mühle
● 1 kleine Möhre
● 2 Scheiben dünnes Roggenknäckebrot

■ *Zubereitungszeit:*
   20 Minuten

5. Tag

Frühstück

Rührei

Für 1 Portion

- ¹/₂ Bund Schnittlauch
- 4 Kirschtomaten
- 2 Eier, verquirlt
- Salz, Pfeffer aus der Mühle
- 1 TL Olivenöl

Außerdem:

- 2 Scheiben Ballaststoff-knäckebrot

■ *Zubereitungszeit:*
10 Minuten

1 Schnittlauch waschen, trocknen und in Röllchen schneiden. Tomaten waschen, halbieren.
2 Die Eier mit drei Viertel der Schnittlauchmenge verquirlen. Würzen.
3 Die Eier im heißen Öl stocken lassen. Das Rührei mit Tomaten und dem restlichen Schnittlauch garnieren. Dazu das Brot essen.

Pro Portion
1132/269 kJ/kcal • 18 g Eiweiß
17 g Fett • 11 g Kohlenhydrate
6 g Ballaststoffe
436 mg Cholesterin

Mittagessen

Gemüsesuppe

Für 1 Portion

- 1 Möhre (100 g)
- 250 g Brechbohnen
- 1 Zucchini (200 g)
- 1 kleine Stange Porree (125 g)
- 1 TL Keimöl
- Vollmeersalz
- Pfeffer aus der Mühle
- ¹/₄ l Gemüsebrühe
- 5 EL Tomatensaft
- 1 EL gehackte Basilikumblätter

Außerdem:

- 1 Scheibe rundes Smörrebröd

■ *Zubereitungszeit:*
20 Minuten

1 Gemüse waschen, putzen und klein schneiden.
2 Das Öl erhitzen und das Gemüse darin kurz anbraten. Mit Salz und Pfeffer würzen.
3 Die Gemüsebrühe und den Tomatensaft angießen und alles etwa 10 Minuten zugedeckt bei geringer Hitze garen.
4 Die Suppe mit Basilikum bestreuen und servieren. Dazu das Knäckebrot knabbern.

Pro Portion
1334/317 kJ/kcal • 15 g Eiweiß
12 g Fett • 38 g Kohlenhydrate
16 g Ballaststoffe
0 mg Cholesterin

Varianten: Reichern Sie die Gemüsesuppe mit 100 Gramm magerem Fleisch, 150 Gramm Fischfilet oder 150 Gramm Geflügel an. Wer großen Hunger hat, kann 2 Eier und 250 Gramm Salat oder frisches Gemüse und 2 mittlere Kartoffeln (100 g), 40 Gramm Reis oder 50 Gramm Nudeln (Rohgewicht) zur Suppe verzehren. Mit Gewürzen und Kräutern nach Belieben würzen.

Zwischenmahlzeiten

Bananenknäcke

1 Das Knäckebrot mit dem Magerquark bestreichen.
2 Banane schälen, in Scheiben schneiden und auflegen. Mit Honig oder Sirup süßen.

Pro Portion
405/96 kJ/kcal • 6 g Eiweiß
1 g Fett • 16 g Kohlenhydrate
3 g Ballaststoffe
0 mg Cholesterin

Für 1 Portion
● 1 Ballaststoffknäckebrot
Belag:
● 30 g Magerquark
● 1/2 Banane (50 g)
● Honig oder Ahornsirup

■ *Zubereitungszeit:*
5 Minuten

Schinkenknäcke

1 Das Knäckebrot mit Butter oder Margarine bestreichen. Den Schinken auflegen.
2 Kiwi halbieren, Fruchtfleisch auslösen und auf das Brot legen.

Pro Portion
526/125 kJ/kcal • 8 g Eiweiß
6 g Fett • 9 g Kohlenhydrate
2 g Ballaststoffe
31 mg Cholesterin

Für 1 Portion
● 1 Scheibe Mjölkknäckebrot
Belag:
● 5 g Butter oder Margarine
● 30 g gekochter Schinken
● 1 Kiwi

■ *Zubereitungszeit:*
5 Minuten

Abendessen

Schellfischsalat

1 Das Filet kalt abspülen und trockentupfen. Den Fisch in die Brühe legen und zugedeckt in etwa 20 Minuten gar ziehen lassen. Den Fisch in kleine Stücke zerpflücken.
2 Schnittlauch waschen, trocknen und in Röllchen schneiden. Gurke abtropfen lassen und fein würfeln. Tomaten waschen, Stielansätze entfernen und das Fruchtfleisch klein würfeln. Joghurt mit Schnittlauchröll- chen, Gurken- und Tomaten- stücken vermischen. Mit Salz, Pfeffer, Kapern, Paprikapulver und Zitronensaft würzen.
3 Den Fisch mit der Sauce übergießen und mit Roggen- knäcke servieren.

Pro Portion
1013/241 kJ/kcal • 32 g Eiweiß
3 g Fett • 20 g Kohlenhydrate
5 g Ballaststoffe
90 mg Cholesterin

Für 1 Portion
● 150 g Schellfischfilet
● 100 ml Instant-Gemüsebrühe
Sauce:
● 1/2 Bund Schnittlauch
● 100 g saure Gurke
● 100 g Tomaten
● 2 EL Naturjoghurt
● Salz, Pfeffer aus der Mühle
● 1 TL Kapern
● etwas Paprikapulver
● einige Spritzer Zitronensaft
Außerdem:
● 2 Scheiben Roggenknäckebrot

■ *Zubereitungszeit:*
25 Minuten

6. Tag

Frühstück

Lachsschinken und Ei

Ei kochen. Tomate waschen. Knäckebrot mit Butter oder Margarine bestreichen und mit Schinken belegen. Alles zusammen verzehren.

Pro Portion
844/201 kJ/kcal • 13 g Eiweiß
12 g Fett • 10 g Kohlenhydrate
3 g Ballaststoffe
244 mg Cholesterin

Zwischenmahlzeit

Fruchtsalat

1 Obst waschen und putzen. In kleine Stücke schneiden.
2 Joghurt mit Saft, Kardamom, und Vanillinzucker würzen. Das Obst unterheben. Sofort essen.

Pro Portion
577/138 kJ/kcal • 5 g Eiweiß
4 g Fett • 18 g Kohlenhydrate
3 g Ballaststoffe
12 mg Cholesterin

Mittagessen

Zucchini-Reis-Pfanne

1 Den Reis gar kochen. Zwiebel abziehen und fein hacken. Zucchini waschen, putzen und in Scheiben schneiden. Knoblauch abziehen und durch eine Knoblauchpresse drücken.
2 Butter erhitzen und die Zwiebeln darin anbraten. Zucchini und Knoblauch einrühren. Mit Salz, Pfeffer und Majoran würzen und alles etwa 8 Minuten dünsten. Die Sahne einrühren.
3 Den gegarten Reis unter das Gemüse heben und servieren.

Pro Portion
1351/321 kJ/kcal • 8 g Eiweiß
13 g Fett • 42 g Kohlenhydrate
5 g Ballaststoffe
36 mg Cholesterin

Zwischenmahlzeit

Gemüsebrühe mit Einlage

Die Gemüsebrühe erhitzen. Die Möhre waschen, putzen und in Scheiben schneiden. In der Brühe 5 Minuten garen. Dazu das Knäcke knabbern.

Pro Portion
407/96 kJ/kcal • 3 g Eiweiß
5 g Fett • 9 g Kohlenhydrate
6 g Ballaststoffe
0 mg Cholesterin

Info Eine solche Brühe kann man statt mit Möhre auch mit anderem Gemüse zubereiten, wenn man etwas Warmes als Zwischenmahlzeit verzehren möchte. Durch die warme Flüssigkeit beruhigt sich auch der Magen. Das Gericht kann man auch gut vorbereiten und nach Bedarf schnell erwärmen.

Für 1 Portion
- $^1/_4$ l Instant-Gemüsebrühe
- 1 Möhre

Außerdem:
- 1 Scheibe Ballaststoff-knäckebrot

■ *Zubereitungszeit:
10 Minuten*

Abendessen

Scharfe Cocktailgarnelen

1 Die Garnelen nach Bedarf auftauen lassen.
2 Joghurt, Mayonnaise und Ketchup verrühren und mit einigen Tropfen Worcestersauce und Pfeffer würzen.
3 Paprika- und Chilischote waschen, Stielansätze, Samen und Scheidewände entfernen und das Fruchtfleisch in feine Streifen schneiden. Knoblauch abziehen und fein hacken.
4 Das Olivenöl erhitzen, Papri-ka-, Chilischote und Knoblauch darin kurz anbraten. Die Garne-len zufügen und etwa 2 Minuten miterhitzen.
5 Kiwi schälen, in Scheiben schneiden und fächerartig auf einem Teller anrichten.
6 Die zubereiteten Garnelen auf den Kiwifächer legen und mit Cocktailsauce anrichten. Dazu das Müsliknäcke verzehren.

Pro Portion
1181/283 kJ/kcal • 24 g Eiweiß
9 g Fett • 24 g Kohlenhydrate
7 g Ballaststoffe
155 mg Cholesterin

Für 1 Portion
- 5 Riesengarnelen (ca. 100 g)
- 1 EL Magermilchjoghurt
- 1 TL Mayonnaise (50 % Fett)
- 1 TL Ketchup
- Worcestersauce
- Pfeffer
- $^1/_2$ rote Paprikaschote
- $^1/_2$ grüne Chilischote
- $^1/_2$ Knoblauchzehe
- 1 TL Olivenöl
- 1 Kiwi

Außerdem:
- 1 Scheibe Müsliknäckebrot

■ *Zubereitungszeit:
15 Minuten*

7. Tag

Frühstück

Birne mit Nüssen

Für 1 Portion

- 2 Scheiben Weizenknäckebrot

Belag:
- 1 kleine Birne
- 1 TL Zitronensaft
- 75 g Doppelrahm-Frischkäse
- 1 EL Aprikosenkonfitüre
- 1 TL gehackte Nüsse

■ *Zubereitungszeit:*
10 Minuten

1 Die Birne waschen. Stielansatz und Kerngehäuse entfernen. Das Fruchtfleisch in Spalten schneiden und mit Zitronensaft beträufeln.
2 Das Brot mit Frischkäse bestreichen. Mit den Birnenspalten belegen und dazwischen jeweils etwas Konfitüre geben. Mit den Nüssen bestreuen.

Pro Portion
1654/395 kJ/kcal • 7 g Eiweiß
25 g Fett • 36 g Kohlenhydrate
7 g Ballaststoffe
63 mg Cholesterin

Mittagessen

Kabeljaufilet in Kräutersauce

Für 1 Portion

- 150 g Kabeljaufilet
- 1 Zitrone
- 50 g Frischkäse (fettreduziert)
- 1 EL Magermilch
- 1 Päckchen Kräuter (TK)
- Salz, Pfeffer aus der Mühle

Salat:
- 1 kleiner Friséesalat (100 g)
- 1 EL Weißweinessig
- 1 TL Olivenöl
- 1 TL körniger Senf

Außerdem:
- 2 Scheiben Ballaststoffknäckebrot

■ *Zubereitungszeit:*
35 Minuten

1 Das Kabeljaufilet unter fließendem kaltem Wasser kurz abspülen und trockentupfen. Die Zitrone auspressen und den Fisch mit dem Saft würzen.
2 Den Frischkäse mit der Milch glatt rühren. Die Kräuter untermischen. Alles mit Salz und Pfeffer würzen.
3 Den Backofen auf 200 °C (Umluft 180 °C, Gas Stufe 3-4) vorheizen.
4 Das Fischfilet in eine Auflaufform legen und mit dem Kräuterfrischkäse bestreichen. Die Form auf die mittlere Einschubleiste in den Backofen stellen und den Fisch in etwa 20 Minuten garen.
5 Den Salat putzen, waschen und in breite Streifen schneiden. Essig, Öl und Senf zu einem Dressing verrühren und über den Salat geben.
6 Den Fisch mit dem Salat und dem Knäckebrot verzehren.

Pro Portion
1357/323 kJ/kcal • 39 g Eiweiß
10 g Fett • 15 g Kohlenhydrate
7 g Ballaststoffe
89 mg Cholesterin

Zwischenmahlzeiten

Erdbeerjoghurt

1 Joghurt mit Saft, Zucker und etwas Süßstoff aromatisieren
2 Erdbeeren waschen, putzen und unterheben. Das Knäckebrot dazu verzehren.

Pro Portion
617/147 kJ/kcal • 6 g Eiweiß
4 g Fett • 20 g Kohlenhydrate
3 g Ballaststoffe
12 mg Cholesterin

Für 1 Portion
- 1 Becher Naturjoghurt (100 g)
- 1 Spritzer Zitronensaft
- 5 g Vanillinzucker, Süßstoff
- 100 g kleine Erdbeeren
- 1 Scheibe Mjölkknäckebrot

■ *Zubereitungszeit:*
  10 Minuten

Möhrenfrischkost

1 Apfel und Möhren schälen, putzen und grob raffeln.
2 Mit Zitronensaft, Salz, Pfeffer und Süßstoff würzen. Das Knäckebrot dazu essen.

Pro Portion
326/77 kJ/kcal • 2 g Eiweiß
1 g Fett • 16 g Kohlenhydrate
4 g Ballaststoffe
0 mg Cholesterin

Für 1 Portion
- je 50 g Apfel und Möhre
- 1 TL Zitronensaft
- Salz, Pfeffer, Süßstoff
- 1 Scheibe rundes Smörrebröd

■ *Zubereitungszeit:*
  10 Minuten

Abendessen

Spinatreis mit Garnelen

1 Frühlingszwiebeln waschen, putzen und in Ringe schneiden.
2 Das Öl erhitzen und die Zwiebelringe darin andünsten. Den Reis hinzufügen, mit Pfeffer, Paprika und Salz würzen und kurz braten.
3 Die Spinatblätter waschen und putzen. Wenig Salzwasser aufkochen und den Spinat darin kurz zusammenfallen lassen, herausheben und gut abtropfen lassen.

4 Den Spinat zum Reis geben und alles pikant abschmecken. Das Krabbenfleisch auf dem Spinatreis verteilen.
5 Das Knäckebrot mit Halbfett-Butter einstreichen und zum Reis essen.

Pro Portion
1335/323 kJ/kcal • 25 g Eiweiß
10 g Fett • 32 g Kohlenhydrate
6 g Ballaststoffe
145 mg Cholesterin

Für 1 Portion
- 50 g Frühlingszwiebeln
- 1 TL Keimöl
- 4 EL gekochter Naturreis (75 g)
- Pfeffer aus der Mühle
- edelsüßes Paprikapulver
- Vollmeersalz
- 100 g frischer Spinat
- 100 g Garnelen (Nordseekrabbenfleisch)

Außerdem:
- 1 Scheibe Haferkornknäckebrot
- 1 TL Halbfett-Butter

■ *Zubereitungszeit:*
  15 Minuten

Exkurs – Knäckebrot selbst backen

Mit dem nebenstehenden Grundrezept können Sie auch Gewürz-Knäckebrot herstellen. Dazu dem Teig einfach 2 bis 3 Teelöffel Gewürzsamen oder gemahlenes Gewürz nach Geschmack (Kümmel, Fenchel, Koriander oder Zimt) zufügen. Ihr selbst gebackenes Knäckebrot lässt sich problemlos aufbewahren. Schlagen Sie es nach dem Auskühlen in Pergamentpapier ein, oder bewahren Sie es in speziellen, im Handel erhältlichen Dosen auf.

Milchknäcke ist die einfachste Form von Knäckebrot zum Selbstbacken. Dazu muss man keinen Sauerteig ansetzen, keine Hefegärung in Gang bringen oder gar die Technik des Kaltschlagens beherrschen. In wenigen Minuten kann man backfrisches knuspriges Knäckebrot servieren.

Für etwa 40 Scheiben

- 250 g Roggenmehl
- 250 g Weizenmehl
- 2 TL Salz
- 75 g Margarine oder 75 ml Öl
- 200 ml Magermilch

Außerdem:

- etwas Fett für das Backblech

1 Beide Mehlsorten in einer Schüssel miteinander vermengen. Das Salz darüber streuen. Margarine oder Öl einrühren und alles zu einem weichen Teig formen.

2 Den Backofen auf 250 °C (Umluft 230 °C, Gas Stufe 6) vorheizen. Ein Backblech mit Backpapier auslegen und dieses gleichmäßig einfetten.

3 Den Teig vierteln. Jeweils ein Teigstück so dünn wie möglich auf dem Backblech ausrollen und in Rechtecke der gewohnten Knäckebrotgröße schneiden.

4 Das Backblech auf die mittlere Schiene in den heißen Backofen schieben und das Brot 3 bis 5 Minuten backen. Herausnehmen, das Brot vom Backblech nehmen und auf einem Gitter auskühlen lassen. Die anderen Teigstücke ebenso backen.

Über die Autorin

Margot Hellmiß studierte Germanistik, Geschichte und Kommunikationswissenschaft. Seit vielen Jahren beschäftigt sich die freiberufliche Journalistin mit Naturkosmetik, medizinischen und ernährungsmedizinischen Themen. Die Schwerpunkte ihrer Arbeit sind alternative Therapieverfahren, gesunde Ernährung und Diät. Im Südwest Verlag erschienen ihre Bestseller »Apfelessig« und das »Kursbuch Apfelessig«.

Literatur

Deutsche Gesellschaft für Ernährung (Hrsg.): Richtig essen. Frankfurt/Main 1993
Wasa GmbH (Hrsg.): Knäckebrot: Gesundheit pur! Das unterschätzte Potential eines Klassikers – Neue ernährungsmedizinische Erkenntnisse. Celle 1998
Wasa GmbH (Hrsg.): Krebsschutzfaktor Roggen? Sekundäre Pflanzeninhaltsstoffe im Kampf gegen den Krebs: Neue Studienergebnisse aus Skandinavien. Wasa GmbH, Celle 1997
Lücke, Susanne: Brot selbst gebacken. Ludwig Verlag. München 1998
Oberbeil, Klaus: Fit durch Vitamine. Südwest Verlag. München 1993
Rias-Bucher, Barbara: Gesunde Köstlichkeiten aus der Getreideküche. Südwest Verlag. München 1998
Vogel, Werner: Produktstars. Erfolgsgeheimnisse großer Weltmarken. Möwe Verlag. Idstein 1993
Watzl, Bernhard; Leitzmann, Claus: Bioaktive Substanzen in Lebensmitteln. Hippokrates Verlag. Stuttgart 1995

Hinweis

Das vorliegende Buch ist sorgfältig erarbeitet worden. Dennoch erfolgen alle Angaben ohne Gewähr. Weder Autorin noch Verlag können für eventuelle Nachteile oder Schäden, die aus den im Buch gemachten praktischen Hinweisen resultieren, eine Haftung übernehmen.

Bildnachweis

Alle Bilder stammen von Wasa GmbH (Celle), außer:
AKG, Berlin: 6; Albrecht Dirk, Meinerzhagen: 80; Bilderberg, Hamburg: 11 (Andrej Reiser), 76 (Florian Wagner); Das Fotoarchiv, Essen: 8 (Eisermann/Babovic), 21 (Andreas Riedmiller); Image Bank, München: 37 (L. D. Gordon); Transglobe, Hamburg: 14 (FOTO-PIC), 31 (E. Herchaft); Visum, Hamburg: 18 (Ulla Kimmig), 25 (Helmut Klaus)

Impressum

Der Südwest Verlag ist ein Unternehmen der Verlagshaus Goethestraße GmbH & Co. KG.
© 1999 Verlagshaus Goethestraße GmbH & Co. KG, München

Redaktion:
Dr. Ute Paul-Prößler
Projektleitung:
Susanne Kirstein
Bildredaktion:
Ute Schoenenburg
Produktion:
Manfred Metzger (Leitung), Annette Aatz, Dr. Erika Weigele-Ismael
Umschlag:
Heinz Kraxenberger, München
DTP:
satz & repro Grieb, München
Druck:
Color Offset, München
Bindung:
R. Oldenbourg, München

Printed in Germany

Gedruckt auf chlor- und säurearmem Papier

ISBN 3-517-06079-8

Sachregister

Rezepteregister